人生100年時代の老いない食事

藤田紘一郎著 Koichiro Fujita

JN255949

Forest 2545 Shinsyo

はじめに

あなたのコレステロール値と脂質の値は危険。

このままでは早晩、動脈硬化にかかるでしょう。

そうなりたくなければ、「肉」は控えなさい。


これまであなたは、医者にそういわれてきたかもしれません。

また世間では、肉を遠ざける「粗食」や「一汁一菜」、「プチ断食」の食事法こそが、体を若く保つと紹介されてきました。

そうした医者の指導や健康情報に従い、「健康のために」と肉を減らし、野菜中心の食事に変え、ついにはカロリー制限までしてきたことでしょう。

しかし、はたしてそれで「健康」になれるのでしょうか。

そんなことはありません。

肉を食べない野菜中心の食事を続けていては、健康長寿は逆に遠ざかってしまうのです。

では、どうすればよいのでしょう。

その答えが、40代までは「健康のため」と肉を控えてきた人も、**50歳になったら「健康のため」と胸を張って肉を食べ始めること**なのです。

この本は、50歳から肉を食べ始めて、健康で長生きするための本です。

なぜ、「50歳」を機に肉を食べ始めたほうがよいか。それはズバリ、50歳から肉を上手に食べていると、長生きできるからです。ただ長生きするのではありません。お肌も髪もツヤツヤ、精力マンタン、今よりずっと健康になって、活動的な心身のもとに長生きできるのです。

肉を正しく食べていれば、薬漬けの生活にもオサラバできます。抗コレステロール剤も抗うつ剤も風邪薬も必要なくなります。ひだまりサロンのようになっている病院の待合室で時間を費やすことはなくなり、社会のため、家族のために精力を注ぐ生き方ができるようになります。50歳から肉を上手に食べていれば、豊かで充実した人生を送ることができるのです。

ただし、肉は食べ方が重要です。

この食べ方を知らないがゆえに「肉を食べたら体が重くなった」などの症状を覚え、「肉はがんを引き起こす親玉」という誤った情報を信じてしまいます。

なんとももったいないことです。

そういって肉の健康効果について力説している私ですが、実は、7年前まで「肉を控える」生活を送っていました。その理由とは、医者として恥ずかしながら、糖尿病を患った経験があったからです。

糖尿病になったばかりの頃、私は病気を治したい一心で、日本糖尿病学会が推奨するカロリー制限ダイエットを実践していました。しかし、まったく改善されません。それどころか、一時期は薬に頼らざるをえませんでした。その反省から健康長寿のための食事について研究し、そこで**「肉食」の重要性**を知ったのです。

私が糖尿病を克服した方法は簡単です。「肉は、カロリーもコレステロール値も高いので、生活習慣病の人は控えたほうがよい」という、医者の情報を信じることをやめただけです。そして、結果として正反対のことをするようになりました。

それが「カロリー計算をしない」「コレステロールの値を気にしない」「野菜と肉を上手に食べ、主食は抜く」という3点を心がけた食生活です。

食べ方を変えただけで、私は糖尿病をすっかり克服しました。

体重も10キロ減り、血糖値もコレステロール値も中性脂肪値も正常の値に安定しました。今では、糖尿病の薬も抗コレステロール剤も飲んでいません。もちろん、カロリー計算など食事をまずくするだけのダイエットとも無縁の生活です。今では以前よりも若々しい体をつくり、研究と講演と執筆活動にますます邁進《まいしん》できるようになりました。

多くの人は「糖尿病は一度かかったら治らない。上手につきあっていく必要のある病気だ」という常とう句にだまされて、食べたいものをガマンし、つらいカロリー制限に励んでしまいます。しかし健康的な食事に、カロリー計算は害になるだけです。

「コレステロールが高くなると寿命を縮める」という医療情報が、50歳を過ぎた体には当てはまらないことを知り、その呪縛から逃れることも重要なことです。50歳を過ぎたら、コレステロール値は、少々高めのほうが若々しく健康でいられるのです。

「生涯現役」。
誰もが目指すこの生き方を叶えてくれるのが、50歳から肉を上手に食べ始めることなのです。世界一の長寿国となった日本ですが、同時に要介護の方は570万人に達したそうです。俗説に従って肉を避け、老いや病で体を壊してしまうのか、正しい知識を知り、若々しく活動的に残りの人生を謳歌《おうか》するのか――。

判断はあなたにゆだねられています。

本書では、50歳から肉を食べて、健康で長生きするための知恵と食べ方について解説していきます。

50歳を過ぎた人が「健康のため」に肉を制限することほど、おろかなことはありません。肉を食べれば、老いを防ぐだけでなく、がんや心筋梗塞などの生活習慣病も遠ざけ、薬いらずの体を作ってくれます。

この本を読めば、肉を食べるときに感じる「健康に悪いことをしているのかなぁ」という罪悪感がスッキリとなくなります。そして、あなたの食卓には長寿食「ステーキ」がドカ～ンとのり、肉に舌鼓《したつづみ》を打つ喜びをかみしめていることと思います。

ぜひ、健康で豊かな食事のおともに、本書をお役立てください。

藤田紘一郎

2018年1月

人生100年時代の老いない食事

目次

第1章

健康で長生きするためには何を食べればよいか？

第2章

若さと健康を保つ！ 50歳からは「肉」と「これ」を食べなさい

第3章

病気を遠ざける！「家畜化」された食事を改める7つの知恵

第4章

薬いらずの体になる！「肉」を健康に活かす食べ方⑦カ条

第5章

健康寿命を延ばす！「腸」から元気になる生活習慣⑦カ条

ブックデザイン　小口翔平＋三森健太（tobufune）
DTP　キャップス　校正　鴎来堂　編集協力　高田幸絵

第1章

健康で長生きするためには何を食べればよいか？

1

「一汁一菜」で本当に元気で長生きできるのか？

100歳を超える健康長寿者は何を食べているか

私は「肉」が大好きです。週に2回はステーキを食べます。

ところが、肉が大好きなのに、控えている人が大勢います。理由を尋ねると「健康のため」「ダイエットのため」という答えが十中八九返ってきます。私は首をかしげます。肉を食べなければ健康も長寿も叶わないし、肉を食べたところで、食べ方さえ間違わなければ太ることもないからです。

元気はつらつとしている長寿者はみんな、肉を食べています。

私は78歳ですので、まだまだヤングボーイのつもりですが、100歳を超えてなお人生を謳歌している方々のお話をうかがうと、肉をよく食べておられます。その姿を見るにつれ、医薬を遠ざけて長寿人生を謳歌するために必要なのは、やっぱり肉だとつくづく感じます。

ところが世間では「肉・悪玉論」がまるで常識となり、肉を食べることに罪悪感を覚える人が少なくないようです。日本人はご飯を中心とした一汁一菜の粗食で生きながらえてきた民族だから、現代人も粗食にすれば長生きできるという健康法もよく見かけます。

しかし、「粗食」で人間は本当に長生きできるのでしょうか。

ご飯を中心とした一汁一菜を「粗食」とするならば、これだけの食事で健康長寿に導くとは到底考えられません。

粗食と反対の言葉を思い浮かべてください。

「飽食」という2文字が浮かびませんでしたか。「飽食」、つまり「食べ過ぎ」です。「食べ過ぎ」は、たしかに命を縮めます。

「消化吸収」「免疫」「解毒」という命を支える役目をなす「腸」が、食べ過ぎによって疲れると、どうしても病気にかかりやすくなり、命を縮めるもとになるからです。

しかし、**「食べ過ぎが命を縮めるのだから、粗食にすれば健康になれる」と考えるのは、大きな間違いです。**

なぜなら「人の体は食べたものからできている」からです。

体が必要としている栄養素を十分に供給できなければ、やはり命を縮めてしまうのです。

「健康のため」が寝たきりの原因になる

粗食をよしとする人たちが、真っ先に悪と断じるのは、肉です。

私が「誤った粗食信仰は命を縮める」と強調するのは、「粗食＝肉を控える」という考え方が根底にあるからです。

「肉をはじめとする動物性たんぱく質をとらない」というのは、健康長寿のためには、

最もやってはいけないことです。肉を断って菜食にすると、体の抵抗力が一気に落ちて、寿命を縮めてしまうのです。

「健康のために」と肉を控え、枯れ木のようにやせていき、ついには寝たきりになってしまっては、なんのための摂生なのかわからないでしょう。

「人生楽しんだもの勝ち」とはよくいいますが、食事は生きる楽しみの一つです。

肉は、食べる喜びを私たちに与えてくれます。今日から胸を張って肉を食べるために、これからすばらしい肉の効能をお伝えしていきましょう。

2

三浦雄一郎の快挙の秘密は「メタボ」にあり

まずは「バランスのよい食事」を疑うのが第１歩

日本を代表する「高齢者の星」のお一人といえば、**プロスキーヤーの三浦雄一郎さん**がいらっしゃいます。

三浦さんは80代という年齢を感じさせないエネルギッシュさで、２０１３年、人生３度目のエベレスト登頂に成功されました。世界最高齢の登頂者として、エベレスト登頂の歴史にその名前を刻んだのです。この快挙に、日本中が沸きました。

「80歳を超えても、年齢を感じさせない生き方はできるんだ！」

三浦さんの姿に、「自分もまだまだできるはず！」と大きな勇気をもらった人も多かったことでしょう。

一方で、「三浦さんって、80代のわりにはいい体してるなぁ」と思われた方もいたのではないでしょうか。

私は、日本予防医学会という集まりで、三浦さんと年に1〜2回お会いします。**三浦さんは、見た目の通りメタボの体です。血圧もコレステロールも高め。しかも肉が大好きで、毎日食べているというのです。**しかし、世間では「メタボは健康に悪い」ともいわれていますよね。一体、どちらが正しいのでしょうか。

日本では2008年から特定健診・特定保健指導が始まりました。いわゆる**「メタボ健診」**です。みなさんも、貴重な時間をさいて、メタボ健診を受けていることでしょう。

超高齢社会に突入した日本では、国民医療費がとどまることなく増大し、2017年には40兆円を突破しました。この金額は、国民1人あたり年間33万円を使っている計算になります。日本が世界に誇る国民皆保険の破綻を防ぐため、医療費を抑えることを一つの目標として、メタボ健診は始まりました。

メタボ健診では、現代日本の4大疾病と呼ばれている「がん・心筋梗塞・脳卒中・糖尿病」になる危険性の高い人を早期にスクリーニングし、医療費の削減をめざします。4大疾病の危険度が高い因子としては、第一に「肥満」。そして、「血糖」「脂質」「血圧」が続きます。

これら4大疾病はすべて生活習慣病であるために、まず食事指導が行われます。このとき、「バランスのよい食事が必要です」といううたい文句とともに「カロリー制限」が指導されます。そして、まっさきに制限の対象になるのは、エネルギーもコレステロールも多い肉なのです。

日本一エネルギッシュな高齢者である三浦さんは、毎日肉を食べています。しかも、誰が見てもメタボな体です。ところが、国はメタボを病気になる危険因子と位置づけ、肉の食べ過ぎに注意をうながしています。

この対照的な2つの事項を、私たちはどう解釈すればよいのでしょうか。

メタボ健診は、はっきりいって無意味

肉は食べてもよいのか、それとも控えるべきか——。

正解をズバリいうならば、**肉は積極的に食べるべきです。**

ただし、条件があります。それは「50歳を過ぎたら」ということです。

50歳までは、肉はお楽しみ程度に食べましょう。若いうちにメタボの体になると、命を縮めることになるからです。しかし、50歳を過ぎたら、積極的に食べてください。体が肉を必要とするからです。50歳を過ぎた体には、メタボ健診は、はっきりいって無意味です。

50歳を超えると、肉を食べることが健康長寿のために不可欠になってくるのです。

エベレスト登頂を成功させた三浦さんのタフさは、まさに肉食の賜物でしょう。50歳を過ぎて肉を日常的に食べている人は、エネルギッシュであり、パワフルです。反対に、肉を控えている人は、どんどん生命力が落ちていきます。

「三浦さんは超人的な人だから私とは違う」と食事に制限をかけるのか、「三浦さんより若い自分は、まだまだひと花咲かせられる。それには肉のパワーが必要だ」と人生を前向きに考えるのか——。それは、あなたしだいなのです。

3

長寿遺伝子のカン違いが「寝たきり」を招く

「空腹で健康になる」は本当か？

50歳を過ぎたら肉を食べたほうがよいのは明らかなのに、なぜ、「肉を食べると早死にする」という人たちがあとをたたないのでしょうか。

粗食と並行して依然として人気のある健康法に、**カロリー制限**があります。

カロリー制限を求める健康法の人気に拍車をかけたのが、**長寿遺伝子「サーチュイン」の発見**でした。

2003年、米国のマサチューセッツ工科大学のレオナルド・ガレンテ博士は、酵母から「サーツー（Sir2）」という遺伝子を単離して、この遺伝子がサーチュインというたんぱく質を合成していることを明らかにしました。

サーチュインには、寿命を延ばす効果のあることが確認されています。

人間では現在、「Ｓｉｒ１」から「Ｓｉｒ７」までの7種類が存在することがわかっています。「Ｓｉｒ１」遺伝子は記憶に関与していることが明らかにされ、アルツハイマー病や筋萎縮性側索硬化症の治療に応用されています。「Ｓｉｒ６」遺伝子はシワなどの皮膚の老化や、背骨が曲がるなど見た目の老化と関係が深いことがわかってきました。

このような働きから、サーチュインは7種類まとめて**「長寿遺伝子」**と呼ばれるようになり、世界的に注目を集めるようになったのです。

長寿遺伝子は、長生きの人だけが特別に持つ遺伝子ではなく、すべての人のＤＮＡ(遺伝子の集合体)に組み込まれています。

ただし、**ふだんの生活では眠っています。**

長寿遺伝子を働かせるには、これを叩き起こさなければいけません。

認知症や老化を防いで長生きを叶えてくれる遺伝子となれば、人が次に知りたくなるのは、「どうすれば長寿遺伝子をオンにできるのか」につきるでしょう。

多くの研究の結果、長寿遺伝子はカロリー制限をしたときに働き出し、肥満の状態では動かないことが明らかにされました。

この研究は、アカゲザル、ラット、モルモットなどの動物を使って、大勢の研究者たちの手によって行われました。2009年米国の科学雑誌「サイエンス」には、カロリー摂取量を30%制限したサルは、老化が抑えられ、長生きするという報告がなされています。

こうした研究が大々的に発表された結果、カロリー制限こそが長寿と若返りを叶える方法だと世間に広まりました。

ここから再び**「粗食信仰」**が注目を浴びるようになり、極端な例としては**「1日1食」**や**「プチ断食」**などの食事制限法も現れたのです。

世間の常識にだまされるな

この社会現象の一方で敵視されるようになったのが、肉とその脂質です。

肉は「飽食」、「食の欧米化」の象徴のように扱われる食品です。

戦後、日本人が多くの病気に悩まされるようになったのは、肉食のせいだともいわれるようになりました。

また、肉はエネルギー量の多い食品です。たとえば、牛肉のもも肉ならば40グラム、肩ロースならばわずか30グラムで80キロカロリーにもなります。カロリー制限を考えだすと、真っ先に制限されるのがエネルギー量の多い肉となるのです。

しかし、現実を見てください。

元気な百寿者の方々は、みんな肉をもりもり食べています。反対に、食が細くなり、肉など消化吸収に手間取る食品を食べられなくなっていくにつれて寝たきりになり、死が近づいてくるのが自然の摂理というものです。

なぜ世間の常識が、実際の健康とかけ離れてしまっているのでしょうか。

「肉は体に悪い」という俗説の間違いをこれから見ていきましょう。

4

「肉を控えなさい」は50歳を機に改めよ！

動物実験の結果はあてにならない

「健康寿命を延ばす」という長寿法を紹介するとき、動物実験の結果にもとづいて解説している健康情報をよくみかけます。

「カロリー制限が長寿遺伝子をオンにする」というのも、動物実験の結果にもとづいた結論です。しかし、**長寿法において、動物実験の結果は参考にはできません。**動物実験によって、「カロリー制限が若返りを導いた」という結果が明らかにされたところで、それをそのまま人間にあてはめることはできないのです。なぜならば、**人間と動物では寿命のあり方がまるで違うからです。**

生物の世界では、生殖能力を失ったら死を迎えるのが自然の摂理です。

チンパンジーのメスは、生理が終わるとまもなく死んでいきます。動物実験でよく使われるネズミ類も、生殖能力を失ったら死んでしまいます。

しかし、人間は違います。生殖能力を失ったのちも、倍近い歳月を生き続けます。

２０１６年の調査では、日本人女性の平均寿命は87・14歳、男性は80・98歳でした。これに対して生殖能力の寿命は、女性の場合、閉経が50歳前後に訪れます。男性も人知れず努力すれば70歳以降も子どもをつくれますが、ふつうは50歳を境に生殖機能は衰えます。

野生の生物は、生殖能力と寿命の長さが相関しているのに、人間だけが生殖能力を失っても長い歳月を生きることが許されているのです。

なぜなのでしょうか。

そこには「子どもを育てる」ことが関係してきます。動物の赤ちゃんは、誕生後すぐに立ち上がり、歩き出します。ところが、人間の赤ちゃんは10カ月間胎内で育てられたのちに誕生し、その後、立ち上がるまでに少なくとも10カ月以上もかかります。

誕生後、1年近くも寝たきりのままなのは、人間の赤ちゃんだけです。

これは、脳が異常に発達してしまった結果、起こる現象の一つと考えられます。人間の脳が巨大化したために、胎内で10カ月以上過ごすと頭が大きくなりすぎて、子宮から出られなくなってしまうのです。

生まれた後、すぐに自ら母親のお乳に吸いつける動物の赤ちゃんに対し、人間の赤ちゃんは、呼吸する以外のすべてで親の手を必要とします。

1人の赤ちゃんを育てる苦労は並大抵ではありません。たくさんの手がかかります。人間が生殖能力を失ったあとも長い歳月を生きられるのは、子育てのあとに「孫育て」の役目が課せられているためではないかと私は考えます。「種の保存」という大義を前に、進化の過程で長寿遺伝子がＤＮＡに組み込まれたのではないのかと思うのです。

なぜ50歳から肉を食べる必要があるのか

人間の体は、50歳を境に「子づくりのための体」から「長寿のための体」へと移り行きます。これは生殖能力の減退とともに寿命がつきる野生生物にはないことです。

ただし「子づくりのための体」と「長寿のための体」では、当然、必要となる栄養素は異なります。詳細は後述しますが、**50歳になったら、主食などの炭水化物や甘いものは、体にとって邪魔な栄養分になってしまうのです。**

その一方で必要になってくるのが「肉」です。

50歳前後に、性ホルモンの分泌量は大幅に減少します。生殖能力を失えば性ホルモンも激減するのが自然の摂理です。しかし、性ホルモンが減少していくままでは長寿は叶わず、老化のスピードも上がってしまいます。そこで、外から性ホルモンの材料を大量に入れてあげる必要があります。その材料となるのが、実は**肉の持つ「コレステロール」**なのです。

私たち人間が、長寿法において参考にできるのは、「どんな人が健康で長生きしているのか」という疫学調査だけです。寿命のあり方がまるで違う動物実験の結果は参考になりません。

ましてや、数字のつらなるデータや資料を見比べながら卓上で決定した、メタボ健診の数字などが人を健康にするはずもないと、私は思うのです。

5

肉は「生活習慣病」の予防になる

生活習慣病の原因は「食の欧米化」ではなかった⁉

日本では**百寿者**と呼ばれる100歳以上の方々が年々増えています。

現在では、6万人を超える人が百寿者と認定されています。こんなにすばらしく、世界に誇れることはありません。ところが実際には、長寿を喜ぶ声はあまり聞こえてきません。

超高齢社会の不安な情報にかき消されてしまうからです。

今、日本では、600万人以上もの人たちが介護を受けながら生活しています。

この数は、なんと百寿者の100倍以上です。寿命は延びても、寝たきりになってしまうのだとしたら、本人にとってもまわりの家族にとっても、これほどつらく大変なことはありません。介護の苦労がクローズアップされればされるほど、長寿に対する不安感は拭《ぬぐ》い切れないものになっていきます。

こうした社会の中では、ピンピンコロリが理想の生き方として万人に望まれます。そして、「食」と「健康」が最大の関心事となります。

「どんなに年をとっても、健康で自分らしく生きていたい」という願いが、年々切実さを増しているからなのでしょう。

近年のこうした健康ブームにのり、日本古来の伝統食が長寿食として見直されています。日本人が古来より受け継いできた、ご飯を中心とした一汁一菜という粗食に戻せば、健康長寿を達成できるという大きな流れが、食の現場で起こっています。

最大の理由は、「食の欧米化」が生活習慣病やアレルギー性疾患など現代病の数々をつくっているという説です。

「肉が生活習慣病を招いた」という説は、本当なのでしょうか。

振り返ってみれば高度経済成長期、日本には多くの食品とともに食文化が輸入されました。日本人の食生活の転換期は、1960年代です。米の摂取量が激減する反面、肉類や魚介類、乳製品の摂取量が大きく伸びました。

この食の転換期と同じころ、日本人はさまざまな病気に悩まされることになります。がん、動脈硬化からくる心筋梗塞・脳梗塞、糖尿病、肥満などの「生活習慣病」に加え、花粉症やアトピー性皮膚炎などの「アレルギー性疾患」です。

最近では、腸に炎症を起こすクローン病や潰瘍《かいよう》性大腸炎になる患者さんも急増しています。いずれも病名はわかるのに、根治の難しい病気です。

「病名はわかるのに治療が難しい病気」が蔓延《まんえん》するにつれて、同時期に起こった食の変化、すなわち「食の欧米化＝肉食」が問題視されるようになったのです。

百寿者の人たちが教えてくれたこと

しかし、**「病名はわかるのに治療が難しい病気」になる人が急増している原因は、も**

っと別のところにあると私は考えています。

こんな疫学調査があります。

1972年にはすでに、健康長寿には肉などの「動物性たんぱく質」が必要だとの報告がなされていました。当時の日本の百寿者は405人でした。

東京都老人総合研究所が、そのうちの100人の食生活を調査したところ、全員が肉や卵、魚、乳製品などの動物性食品を高齢者の平均以上に多く食べていたのです。反対に、菜食主義者は1人もいませんでした。

粗食を美徳としていては、健康長寿をはたせないことは、すでにわかっていたのです。

さらに、東京都健康長寿医療センター研究所の新開省二博士らの研究グループは、高齢者の食事を16~20年間という長期間にわたり調査しており、その研究から、しっかり食べて栄養状態のよい高齢者が長生きしているとの結果を報告しています。

肉がピンピンコロリの源になることが、40年前の調査からも明らかになっているのです。

6

「コレステロール」と「血圧」は少々高めが健康にいい

寿命が延びたのはコレステロールのおかげ

「昔の日本人は、ご飯を中心とした一汁一菜でも、数十キロもある鎧兜を身につけて戦い、重労働の百姓仕事に勤しめるほどのスタミナがあった」とよくいわれます。

また、織田信長が好んで演じたと伝えられる「敦盛」の一節には、「人間五十年、下天の内をくらぶれば、夢幻の如くなり」とあります。

しかし実際には、昔は人生30〜40年という、現代では考えられないほどの短命だったというのが本当のところです。最も古い統計を見れば、明治24〜31年の平均寿命は男性42・8歳、女性44・3歳です。

理由としては、乳幼児期の死や戦死、感染症死が多かったという事実もあるでしょう。しかしそれ以上に、肉などの動物性たんぱく質を摂取する機会がなかったことが大きいはずです。**一汁一菜という炭水化物と野菜を中心とした粗食を、生殖能力を失ったのちも続けていては、寿命を延ばせない**からです。

平均寿命が50歳を超えたのは、戦後になってからです。

１９４７年（昭和22年）に、男性は50・06歳、女性は53・96歳になります。その後、寿命はだんだんと延びていき、日本が世界一の長寿国に躍り出たのは１９７０年です。

今では「人生１００年」といわれ、日本人は長命の民族というイメージがありますが、実は、日本人の平均寿命が延びたのは、歴史的に見ればごく最近のことなのです。

日本人が寿命を大きく延ばした最大の理由は、「肉食」にあることは間違いありません。

日本の経済が豊かになり、肉や魚、卵などの動物性たんぱく質が毎日のように食卓に並ぶようになりました。なかでも、摂取量が大幅に増えたのは肉なのです。

ところが、「植物性たんぱく質や魚をとっていれば、肉は必要ない」という料理研究家や菜食主義者がいます。そんなことはありません。

肉は植物性たんぱく質や魚では補えない栄養素と生理活性物質を、私たちに与えてくれるのです。その栄養素の一つが、**コレステロール**です。

多くの人がコレステロールを「健康悪」と勘違いしています。しかし、**コレステロールは50歳以上の人にとって、最も必要な栄養素**です。

「肉」をやめると「老化」が進む理由

人間の体は、約37兆個もの細胞からできています。細胞は常に新しいものにつくりかえられることによって、生命を維持しています。つまり、健全な細胞が長寿を築きます。

健全な細胞をつくるには、細胞を一つ一つ包む膜が丈夫でなければなりません。この細胞膜の材料になるのが、肉や卵に含まれるコレステロールなのです。すべての細胞膜はコレステロールとたんぱく質からできていますから、コレステロールが不足すると、新しく丈夫な細胞をつくれなくなります。

細胞膜が弱くなれば、体にいくつもの不具合が現れます。その一つが**老化**です。

菜食主義を通している人には、外見だけを見ても、大きな共通点があります。ほとんどの人はやせていて、皮膚には艶《つや》がなく、髪はパサパサ、年齢以上に年老いて見えます。人の若々しさは細胞からつくられます。コレステロールが不足すると細胞に「はり」がなくなり、皮膚や髪も美しさを保てなくなるのです。

老化という一つの現象を見るだけでも、これほど重要なコレステロールが、医学界でも「悪玉」と扱われるのはなぜでしょうか。

それは、「コレステロールが動脈硬化をうながし、心筋梗塞や脳梗塞を起こす最大の原因物質」だと考えられているからです。健康診断によってコレステロール値がわずかでも高くなると、「肉を控えなさい」と栄養指導されます。しかし、**近年の研究によって、「動脈硬化の直接の原因はコレステロールではない」こと、「むしろコレステロール値が高めの人のほうが、死亡率が低い」ことがわかってきています。**

「健康のため」「ダイエットのため」に、食卓から肉を排除してしまうことは、体に不具合を抱え、老化を促進させ、寿命を縮めてしまうことになりかねないのです。

7

健康のためには「週2回ステーキ」を食べなさい

70歳以上の5人に1人が栄養失調

「50歳から肉を食べ始めなさい」といっても毎日食べてしまっては健康を害します。過ぎたるはなお及ばざるがごとし。何事も適量というものがあります。

では、50歳以上の人は、どのくらい肉を食べると健康長寿に役立てることができるでしょうか。

私は、週2回ステーキを食べることをおすすめしています。

高齢者の健康状態において、現在、最も問題になっているのが、「たんぱく質エネルギー栄養障害」です。別名「新型栄養失調」とも呼ばれています。この新型栄養失調を防ぐためにも、週2回は肉をしっかり食べる日をつくってほしいのです。

「飽食の時代」といわれる日本において、「栄養失調」と聞いてもピンとこない人が多いかもしれません。ところが、**70歳以上の5人に1人が新型栄養失調になっているという統計があります。**

新型栄養失調は、太っている人も、1日3回きちんと食べているという人も、決して無関係ではありません。**ふだん、「食べ過ぎ」というほど食べている人でも、たった一つの栄養素が不足するだけで、新型栄養失調は起こります。**

この新型栄養失調が怖いのは、命を縮める危険性が極めて高い点です。

その重要な栄養素とは、血清中に含まれるたんぱく質の一種である**「血清アルブミン」**です。

血清中にはいくつかのたんぱく質が含まれますが、そのなかでも血清アルブミンの含有量が最も多く、約6割を占めています。血清アルブミンは、食事によるたんぱく質の摂取量に敏感に反応するので、たんぱく質の栄養状態を表す基準とされています。

新型栄養失調には、血清アルブミン3・5mg／dL以下の人が診断されます。3・4mg

／dLを下回ると、1年後になんと約半数の人が亡くなることがわかっています。また、血清アルブミン値が減ると、「認知症」や「寝たきり」になりやすいともいわれます。

これに対して、4・2mg／dLならば、1年後に亡くなる人はいません。こうしたことから、血清アルブミンの値が非常に重要視されているのです。

血清アルブミンを減らしてはいけない

なぜ、血清アルブミンは、人間の生命にこれほどの影響をもたらすのでしょうか。

血清アルブミンには血液中の水分量を保って、浸透圧を維持するという働きがあります。これによって、血液が正常に循環できるのです。

また、さまざまな物質と結びつく作用が強いという特徴もあり、これによって、カルシウムなどのミネラルや脂肪酸、酵素、ホルモンなど、身体機能を恒常的に保つ物質が、必要に応じて届けられます。

つまり、**血清アルブミンのおかげで、私たちの体は正常に動き、丈夫な組織がつくられるのです。**

それだけに、**血清アルブミンが減ると、多くの不調がもたらされます。**

血管をつくる材料が届けられなければ、脳出血を起こしやすくなります。赤血球の材料がたりなければ、貧血になります。免疫細胞がつくられなければ、病気にかかりやすくなります。筋肉がつくられなければ、歩けなくなり、寝たきりになってしまいます。

すなわち、血清アルブミンは、生命の維持に直結しているたんぱく質なのです。

血清アルブミンを体から減らしてはいけないのです。

血清アルブミンの値は、食事中のたんぱく質の量に敏感に反応します。ですから、**「健康のため」と肉を控えている人ほど、新型栄養失調になりやすいのです。**

私は、血清アルブミンを増やしつつ、体内環境を健康的に保つためには、週2回のステーキがちょうどよい頻度だと考えています。

8

「悪玉コレステロールが体に悪い」わけではない

「それでもやっぱりコレステロールが怖い！」というあなたへ

「それでもやっぱりコレステロールが怖い」「肉を食べないようにと医師から注意されている」と、肉食を躊躇《ちゅうちょ》する人もいるかもしれません。

しかし、コレステロールとは、その数値に一喜一憂しなければならない栄養素ではありません。**そもそも、コレステロールには「善玉」と「悪玉」があると思っている人が多いと思いますが、そんなことはありません。**

まずはこの誤解から解いていきましょう。

善玉コレステロールと呼ばれるのは、正しくは「ＨＤＬコレステロール」で、日本語で表すと「高比重リポたんぱく」です。対する悪玉コレステロールは、「ＬＤＬコレステロール」で、日本語では「低比重リポたんぱく」です。

一般に「悪玉」と呼ばれる「ＬＤＬコレステロール（低比重リポたんぱく）」の中には、コレステロールが多く詰まっています。ＬＤＬコレステロールは「運搬車」であり、肝臓でつくられたばかりのできたてのコレステロールを各細胞に届ける役目があります。

一方、「善玉」と呼ばれる「ＨＤＬコレステロール（高比重リポたんぱく）」は、コレステロールの「収集車」です。体で使われずに余ったコレステロールや古くなったコレステロールを集めて肝臓に持って帰るのが役目です。

収集されたコレステロールは、肝臓にてリサイクルされて新鮮なコレステロールによみがえります。そうして再びＬＤＬコレステロールとなって身体各部へと運ばれて行きます。

つまり、「善玉」「悪玉」と呼ばれるコレステロールの違いは、働きの違いによるだけなのです。

「善玉」と呼ばれるコレステロールが大切なのはもちろんのこと、「悪玉」と呼ばれてしまうLDLコレステロールも、体の機能の維持には不可欠な栄養素です。

「悪玉コレステロールを減らそう」というキャッチコピーが健康雑誌などに躍ることがたびたびありますが、あまり過敏に反応しないことです。LDLコレステロールが不足してしまったら、細胞膜の材料を身体各部に届けられず、丈夫な細胞を生成できなくなって、健康はとたんに破綻してしまいます。もっといえば、「悪玉」のLDLコレステロールの不足は、命を確実に縮めてしまうのです。

血管をきれいにするには卵の黄身、大豆、小魚

コレステロールはきわめて重要な栄養素の一つであるにもかかわらず、多くの人がコレステロールを「悪」と誤解してしまうのは、「悪玉」「善玉」という呼び方に原因があります。とはいえ、正式名で呼ぶのもわかりにくいでしょう。

そこで、本書ではみなさんにコレステロールについて正しく理解していただくため、**「善玉→収集コレステロール（HDL）」「悪玉→運搬コレステロール（LDL）」**という

愛称をつけて呼んでみたいと思います。

運搬コレステロール（ＬＤＬ）を体内で余らせないためには、余分なコレステロールを収集してくれるＨＤＬコレステロールの割合を増やせばよいことになります。

収集コレステロール（ＨＤＬ）が「善玉」と呼ばれる理由の一つは、レシチンという物質をたくさん含んでいることにあります。レシチンも脂質の一種で、水と油を結びつける強力な乳化作用があります。この作用によって、レシチンは余分な運搬コレステロール（ＬＤＬ）を吸着して、血管内をきれいにしてくれます。

また、肝臓でリサイクルできないほど劣化してしまったコレステロールは、レシチンと結びついて胆汁となり、大便と一緒に排泄されます。胆汁とは肝臓でつくられる消化液です。大便のあの黄褐色は、胆汁の色なのです。

収集コレステロール（ＨＤＬ）の量を増やすには、レシチンという材料を豊富に用意すればよいことになります。レシチンは、**卵の黄身**に豊富です。**大豆**にも含有されます。**大豆製品**である、**納豆**や**豆腐**、**味噌**、**醤油**などにも入っています。**酵母**や**ピーナッツ**、**小魚**、**ウナギ**などにも含まれます。こうした食品をバランスよく十分にとっていれば収集コレステロール（ＨＤＬ）の量を増やすことができるのです。

9

動脈硬化の原因は「肉」ではなく「活性酸素」

動脈硬化の原因はコレステロールではない

「コレステロール値がこれ以上高くなれば動脈硬化が進み、心筋梗塞になる危険性が高まりますよ。コレステロール量の多い肉や卵を控えましょう」

医者と1対1の診察室で、こんなふうに面と向かっていわれたために、「肉をやめた」という人が大勢います。「動脈硬化が怖くなった」というのです。

ところが、こうした医者の言葉には、動脈硬化を進行させる大事な真実が一点抜け落ちています。

コレステロールが高すぎると、動脈硬化になりやすくなる。これはたしかです。

ただし、**コレステロールそのものが動脈硬化を起こすわけではないことを、私たちは知っておかなければなりません。**動脈硬化が起こる成り立ちを正しく理解すれば、肉や卵をむやみに怖がる必要のないことがわかるからです。

動脈硬化を起こした血管を調べると、運搬コレステロール（ＬＤＬ）がたしかに見つかります。これによって、血管を劣化させて動脈硬化を起こす原因物質は、運搬コレステロール（ＬＤＬ）だとみなされ、「悪玉」という不名誉な言葉で表されるようになりました。

ところが実際には、**運搬コレステロール（ＬＤＬ）が真の「悪玉」と化すのは、活性酸素の攻撃を受けたときです。活性酸素とは、体内で発生する非常に酸化力の強い物質で、触れるものを次々に酸化します。**

酸化とは鉄が赤茶色に老朽化するようにサビることです。

コレステロールが活性酸素の攻撃を受けると、「リポたんぱく」という、コレステロールの梱包材が酸化し、壊れます。すると、リポたんぱくに包まれていたコレステロール本体までが酸化してしまい、過酸化脂質という有害物質に変質します。

過酸化脂質には、血管を傷つけ、ボロボロにしてしまう作用があります。

血管の修復には、コレステロールが必要です。血管壁に炎症が生じると、運搬コレステロール（ＬＤＬ）が速やかに届けられて、血管の傷を治そうと働きます。

「3分診察」に頼ってはいけない

このように、**活性酸素に体を傷つけられたとしても、人体にはこれを修復するすばらしい機能が備わっています。しかし、体内における活性酸素の発生量が多すぎると、炎症が持続的に起こってきます。**血管内では、常に修復作業が行われることになり、運搬コレステロール（ＬＤＬ）が患部に蓄積していきます。

同時に、血管は硬くなって弾力性を失い、炎症個所はカサブタのように盛り上がってきます。このカサブタを**「プラーク」**と呼びます。これが動脈硬化の実態なのです。

心筋梗塞や脳梗塞は、プラークが原因になります。プラークが血管壁からはがれ落ちて血栓となり、心臓に流れついてしまうと心筋梗塞、脳の血管を詰まらせると脳梗塞になります。また、脳出血は、脳血管がもろくなったことによって破けてしまうと起こります。

こうして動脈硬化の成り立ちを見てみれば、注意すべきは、肉や卵ではなく、「活性酸素」であることがおわかりいただけるでしょう。ところが、動脈硬化の真犯人である活性酸素の害については何も語らず、実体のわかりやすい肉や卵に罪をなすりつけて、これを排除しようとするのが「肉・悪玉論」の実態です。

なぜ、こんなことになってしまうのでしょうか。

日本の医療は「3時間待って3分診察」とよくいわれます。煩雑な日常診療の現場において、「活性酸素とは何か」から「活性酸素の害」まで、患者さんに3分間で説明するのは、実質不可能です。よって、「コレステロールの多い肉や卵を控えましょう」という一言ですむ説明に終始してしまうのです。

10

コレステロールを無理に下げると早死にする

どうにもおかしいコレステロール基準

コレステロールの基準値はご存じでしょうか。

次に示す3つの基準値から外れると、「脂質異常症」と呼ばれます。脂質異常症は、放置すると動脈硬化になるとして、治療を始める指標とされています。

しかし、この基準値が、どうにもおかしいのです。

現在、コレステロールの基準値は次のように定められています。

- ＬＤＬコレステロール（悪玉）／１４０mg／dL以上＝高ＬＤＬコレステロール血症
- ＨＤＬコレステロール（善玉）／40mg／dL未満＝低ＨＤＬコレステロール血症
- 中性脂肪　１５０mg／dL以上＝高トリグリセライド血症

近年、**「コレステロールが高いほど死亡率が低かった」**という大規模な研究や、**「コレステロールを下げる薬を服用しても、心臓病の予防効果はみられない」**とする海外の研究が次々に発表されています。

国内においても同様の研究は行われています。

東海大学医学部の大櫛陽一教授の研究グループは、運搬コレステロール（ＬＤＬ）の値と原因別死亡人数の関係を調査し、結果を報告されています。

調査対象者は、神奈川県伊勢原市の男性９９４９人（平均年齢64・9歳）、女性１万６１７２人（平均年齢61・8歳）で、平均8・1年間を追跡調査しています。

この調査によれば、男性の場合、運搬コレステロール（ＬＤＬ）は、１００mg／dL未満になると死亡者数が多くなるという結果が出ました。

現在、国の示す運搬コレステロール（ＬＤＬ）の値に下限の基準はなく、「低ければ低いほどよい」といった印象を与えています。しかし、実際には、少なすぎても命を縮めてしまうのです。

また、１００～１６０㎎／dLの間は、死亡者数が大きく減っていました。１６０㎎／dL以上になると、死亡率はやや高くなりますが、わずかな増加にとどまっています。こう考えると、上限の１４０㎎／dL以上という基準そのものが、はたして実態に即しているものなのかと疑わざるを得なくなります。

一方、女性の場合は、１２０㎎／dL未満は死亡者数がやや多くなっていますが、全体を通して大きな差はありませんでした。

コレステロールの基準値はブレブレ

「大櫛教授の調査は大規模なものであるが、患者の既往歴や家族歴、年齢などが考慮されていないため、参考にできない」という意見もあります。

それでも、**運搬コレステロール（ＬＤＬ）を「減らしなさい」と一方的に指導するの**

は、明らかに間違いです。

運搬コレステロール（ＬＤＬ）を無理に下げるようなことをすると、かえって命を縮めかねません。「血中コレステロール量が多いと体に悪い」というならば、低すぎても命を縮めるという実態をまず提示し、下限値を示すべきなのです。

上限値がなぜ１４０㎎／dLなのかという理由についても、明確な説明を提示すべきです。

以前は、「運搬コレステロール（ＬＤＬ）の値が１４０㎎／dL以上のときの危険性」について注意喚起を行ってきた日本動脈硬化学会も、「現在は１８０㎎／dL未満の場合は薬物療法を考えなくてよい」と改めました。これは、２０１２年版の治療ガイドラインに新たに盛り込まれた内容です。

コレステロールの基準値は、戦後たびたび改定されてきました。現在、医療現場で広く使われている、前述の基準値は２００７年版。わずか5年で基準値が変えられてしまうという、提示者側にもブレがある数値なのです。

11 コレステロールの薬は効果が少なく、副作用がひどい

なぜ日本だけ基準値が厳しいのか?

コレステロールの基準値は眉唾《まゆつば》ものだと私は思っています。

2007年の改定の前は、2002年にも基準値が変えられています。2002年版の基準値は、

- 総コレステロール　220mg/dL以上=高コレステロール血症
- LDLコレステロール(悪玉)/140mg/dL以上=高LDLコレステロール血症
- HDLコレステロール(善玉)/40mg/dL未満=低HDLコレステロール血症
- 中性脂肪　150mg/dL以上=高トリグリセライド血症

２００２年版の総コレステロールの値を見ると不可解な点があげられます。

心筋梗塞の発症率が日本より3倍も多い欧米でも、総コレステロールの基準値は約２８０mg／dLでした。日本より60mg／dLも高く設定されていたのです。

浜松医科大学の高田明和名誉教授は、11年にわたって大阪府民約1万人のコレステロール値と死亡率を調べています。

結果は、220を超えても死亡率に影響はないことがわかりました。男性の場合は、むしろ２８０未満まではコレステロール値が高くなるほど、死亡率は下がっていたのです。「総コレステロールの上限は２２０」という数値は適切ではないと、専門家からの声も多く、日本動脈硬化学会は２００７年度版にて総コレステロール値そのものを診断基準から外しました。

しかし、現在の２００７年版にも不可思議な点は大きく表れています。

日本人の心筋梗塞の発症率は、アメリカ人の3分の1程度です。ところが、発症率が、日本よりもずっと深刻なはずのアメリカにあっても、運搬コレステロール（ＬＤＬ）の基準値は日本より50mg／dLも高いのです。

なぜ、日本の基準値はこれほどまでに厳しいのでしょうか。

医療研究者の間で、大きな疑念として常に取り上げられるのが、**医師と製薬メーカーとの利益供与の問題**です。2008年3月の読売新聞の朝刊には、メタボ健診の診断基準を作成した委員会メンバーのうち、国公立大学の医師の多くに製薬メーカーから億単位の寄付があったことが掲載されました。

基準値が下がれば、病人が増える！

コレステロールの基準値をわずかに下げるだけで、脂質異常症という名の病人の枠に加えられる人は爆発的に増えます。病人の数が多くなれば、薬を服用する人も増え、莫大な売り上げが製薬メーカーに入ることになります。

それでも、薬を飲めば健康が増進されるのならば、まだ問題は少ないのです。しかし、そうではありません。**世界でも日本でも、最もよく服用されるコレステロール低下剤「スタチン」ですが、アメリカ政府が行った大規模な統計調査では、スタチンの効果における有意性は確認できなかったとされているのが実情です。**

こんな臨床実験の結果もあります。アメリカの製薬会社の行った臨床実験では、3年

4カ月の調査期間中、100人の治験者たちに、スタチンと偽薬を飲んでもらいました。結果、心筋梗塞を起こしたのは、偽薬を飲んでいた患者では3人、スタチンを飲んでいた患者では2人でした。つまり、コレステロール低下剤が心筋梗塞を防ぐ有意差は、わずかに1人にとどまったのです。

ところが**コレステロール低下剤は、このささやかな効果とは裏腹に、重大な副作用が懸念されています。**スタチンは、肝臓でのコレステロールの合成機能を阻害して、血中のコレステロール量を減らす働きを持ちます。副作用の初期症状は、筋肉の痛みとして現れますが、深刻化すると歩行困難という状態を引き起こします。

また、イギリスの医薬品庁の発表によれば、スタチンの副作用は、肝臓の機能障害、うつ状態、睡眠障害、記憶喪失、性機能障害、間質性肺炎、発がん、多発性神経炎などさまざまに及ぶことが報告されています。

こうして考えてみると、コレステロール低下剤は、副作用の危険をおかしてまで飲むほどの薬ではないことがわかります。コレステロール低下剤は、「メタボだから」といって気軽に飲んでよい薬ではないのです。

12

食べるならハンバーグよりもステーキ

年をとると「肉を食べたいと思えない」のはなぜ？

「50歳以降の人は肉をもっと食べましょう」

私が講演会でそう話をすると、肉好きの人はとても喜びます。

ところが、困った顔をする人も大勢います。

「年をとるにつれて、肉を食べたいと思わなくなった」

というのです。

肉を食べたいと思うかどうかは生命力のバロメーターです。若いころは大好きだった肉を、加齢とともに敬遠したくなるのは、そのぶん生命力が衰え始めているのでしょう。

肉は消化吸収にエネルギーを要する食品だけに、体力がないと「食べたい」と思えなくなるのです。

肉を食べたときに、「脂っぽい」「胃がもたれる」「歯が悪いのでよく噛めない」などと感じるのは、肉を消化できるだけの体力が失われ、体の老化が進行しつつあることを示しています。

老化とは、体からたんぱく質と脂質が抜け落ちていくことです。

「たんぱく質」が減れば、筋肉や骨の量が減り、寝たきりの体を招きやすくなります。「脂質」が減れば、身体各部の細胞膜が弱り、病気が生じやすくなります。老化現象の始まる50歳以降の人が、「たんぱく質」と「脂質」の宝庫である肉を食べなくなると、老化のスピードが加速し、寝たきりや病気になりやすい体になってしまうのです。

そうはいっても、肉に対して食欲のわかない人が、無理に肉を食べても胃腸に大きな負担をかけるだけです。そうした人は「おいしく食べられる」調理法を見つけるとよいでしょう。

たとえば、「脂っぽい」「胃もたれがする」という人は、脂身をとり除き、軽く湯通ししてから調理すると、さっぱりとした肉料理に仕上がります。

「硬くてよく噛めない」「飲み込みにくい」と感じる人は、調理前に肉を軽く叩いておくとよいでしょう。酒にしばらく漬け込んでおくのも、肉質を軟らかくするコツです。

また、肉の繊維を断ち切るように、一口大のそぎ切りにすると食べやすくなります。

「肉のパサパサした感じが嫌だ」というならば、片栗粉を薄くまぶしてから調理してみてください。

カロリーを抑えたいならよく噛んで食べなさい

一方、肉が大好きな人は、週2回のステーキを心ゆくまで楽しみましょう。

私がステーキをすすめるのは、**「噛みごたえ」**のあることが一番の理由です。

肉はカロリー値の高い食品ですが、よく噛んで食べると、それが運動になってエネルギーを消費します。私はよく「カロリー計算に意味はない」と話をしています。食品の持つカロリー値が、そのまま身につくわけではないからです。よく噛み、胃で消化活動を行い、腸で消化吸収し、不要なものを大便として排泄する消化管の活動そのものが、エネルギーを使います。これを**「食事誘導性熱産生」**といいます。

食事誘導性熱産生は、たんぱく質のみを摂取したときには摂取エネルギーの30％、糖質のみの場合は約6％、脂質のみの場合は約4％が使われます。通常の食事は、栄養素が混ぜ合わさっていますので、食事誘導性熱産生は、摂取エネルギーの約10％となります。

ただし、すべての食事で食事誘導性熱産生が同様に起こるわけではありません。食べ方や食べるものによって異なってきます。

よく噛んで食べれば、食事誘導性熱産生は大きくなります。

私が、ハンバーグよりもステーキをすすめるのは、同じ肉料理であっても、よく噛まなければ食べられないステーキのほうが、食事誘導性熱産生が大きいからです。

なお、ステーキの部位は、そのとき食べたいものを選ぶとよいでしょう。

サーロインやロースなどは脂肪分が多いと避けている人もいるかもしれません。とくに肥満や生活習慣病の人は、医療機関で栄養指導を受けると、脂身の少ない赤身肉（ヒレ肉やもも肉）をすすめられますが、脂肪の量にこだわらず、そのとき食べたい肉を食べるのが一番です。

13

肉は「がん細胞」と戦う材料になる

「動物性たんぱく質はがんの栄養」はウソ

肉食とがん発症を関連づける意見も、根強いものがあります。現在は、日本人の2人に1人ががんになる時代です。また、男性では約4人に1人、女性では約6人に1人ががんで亡くなっています。

がんは治療が苦しいうえ、生命を脅かす可能性の高い病気であるため、がんを避けて生きたいという私たちの願いも切実なものとなります。肉の健康に対する害が不安視される昨今にあっては、**「肉を食べるとがんになる」**という考えは、いとも簡単に私たちの生活に浸透してしまいました。

「肉ががんを起こす」説の根拠とは、**「肉を食べると腸内で悪玉菌が異常発生して毒素を発生し、その毒素ががんをつくる」**というものが一つです。この意見には一理あります。ただし、詳しくは後述しますが、ふだんから食物繊維をしっかりとって善玉菌優勢の腸を築いておけば、悪玉菌が異常発生する心配はなくなります。

もう一つの説は、**「動物性たんぱく質は、がん細胞の栄養になる」**というものですが、この情報は正しくありません。実際には、がんを防ぐにはコレステロールの力が不可欠だからです。実は、肉を上手に食べていればがんを防げるのです。

多くの人はがんに対して漠然とした恐怖心を持っています。では、がん細胞はどのように発生するのか、きちんと理解しているでしょうか。がん発生のメカニズムを知れば、どんなことに注意すると、がんにならずにすむのかわかります。

がんは細胞の病気です。人間の体を構成する約37兆個もの細胞は、毎日約2パーセントずつ、新陳代謝によって新旧が入れ替わっています。細胞にとって、この細胞分裂は大変な作業です。一つの細胞にある、DNAという遺伝子の30億文字分の情報を間違えることなくコピーしながら、分裂を繰り返さなければならないからです。

人体がいかに精巧につくられているとはいえ、ごく一部の細胞にはコピーミスが起こります。ここからがん細胞が生まれます。

私たちの体内では、毎日、3000～5000個ものがん細胞が発生しています。

この細胞のコピーミスは、活性酸素の攻撃を受けることによって起こっています。細胞膜が弱っていると、活性酸素の害を受けやすく、がん細胞が誕生しやすくなります。

一方、**細胞分裂の際にコレステロールを十分に供給できていれば、丈夫な細胞膜がつくられ、がんを防ぐことができるのです。**

肉を上手に食べれば「がん」は防げる

日々生まれている数千ものがん細胞も、すべて一人前のがんになるわけではありません。細胞核内のDNAには「がん抑制遺伝子」が収められており、これがコピーミスされたDNAの修復を行います。このDNAをつくる原料となるのがたんぱく質なのです。

たんぱく質は、腸でアミノ酸という最小分子に分解されて吸収されます。たんぱく質は20種類のアミノ酸で構成されており、体内で合成できるものを「非必須（可欠）アミノ酸」、体内で合成できないものを「必須アミノ酸」と呼びます。必須アミノ酸は食事から摂取していかなければ、私たちは健康を維持できないのです。

肉は、アミノ酸の構成が人体に最も近いたんぱく質です。必須アミノ酸をバランスよく摂取できるのが、肉なのです。また、肉は細胞膜の材料であるコレステロールと、DNAの材料であるたんぱく質を一度に供給してくれる健康食品なのです。

がんになると、食餌療法にどうしても熱心になります。

このとき、多くの人が始めるのが「肉を食べない」という療法です。しかし、そもそもがんが栄養とするたんぱく質は血液中にあるものであり、食事中のたんぱく質を直接吸いとるわけではありません。もっといってしまえば、人体はたんぱく質からできているのですから、食事中のたんぱく質を減らしたところで、がんは自分の成長に必要なたんぱく質の供給源には困らないのです。

にもかかわらず、肉を食べることをやめてしまうと、がんは体からたんぱく質の吸収をはじめます。こうなると、体はみるみるやせていきます。体の抵抗力が落ちて、がんと戦う体力まで奪われてしまうのです。がんを防ぐには、肉をおいしくいただくことです。肉を食べていれば、細胞も遺伝子も丈夫になります。

14

肉を食べている人は「認知症」になりにくい

健康情報のウラ側に注目せよ

アップル社の創始者として世界的に知られた故**スティーブ・ジョブズ**氏が、菜食主義だったことは有名な話です。

ジョブズ氏は若いころから菜食主義を貫いていましたが、48歳ですい臓がんになり、56歳で亡くなりました。IT界を牽引していた彼の死は世界中の人を悲しませましたが、彼自身も残念だったことでしょう。

ジョブズ氏はほんの一例ですが、菜食主義の人に元気な百寿者がいないことは、先ほども述べたとおりです。とくに**50歳を過ぎてから肉を食べないと、血清アルブミン値が**

減ってしまい、新型栄養失調で命を落とす危険性が高まります。

反対に、100歳を超えても人生を輝かせている人は、肉をよく食べています。百寿者の方に健康の秘訣を尋ねると、ほとんどの人が「肉を食べること」と答えるでしょう。

それでもなぜか「肉は健康によくない」と聞くと、その意見に同調し、肉を控える人が多くなります。「病気になりたくない」という不安が大きいからなのでしょう。しかし、その不安とはいったいどこから生じるものなのでしょうか。

社会学者のバリー・グラスナーは「恐怖をあおることで、政治家は有権者に自分を売り込み、テレビやニュース、雑誌は視聴者や読者に自分を売り込み、権利擁護団体は入会を勧誘し、やぶ医者は治療を、弁護士は集団訴訟を、企業は商品を売り込む」と述べています。恐怖心をあおることは、人を動かす最も強力な方法となります。

人が動けば、お金も動くのが消費社会というものでしょう。

現代にある多くの健康情報は、不安をあおるものばかりです。

「肉を食べるとがんになる」「コレステロールが増えると、心筋梗塞や脳梗塞になって、命を縮める」というのもその一例です。

また、「病気になったら、医療費はこのくらいかかる」「老後を心配なく過ごすには、このくらいの貯蓄が必要」というのも、銀行や保険会社が使うマーケティングの常とう手段です。

不安な心が、人に誤った行動をとらせてしまうことは珍しくありません。

細胞レベルから健康寿命を延ばす方法

50歳を過ぎ、気力・体力・外見などに衰えを感じ、将来への不安が高まってくるころから、健康に対する関心はどんどん強くなってくるものです。

そんな不安な心が誤った行動を起こすのを防ぐには、正しい知識を持つしかないと思います。

WHO（世界保健機関）では、2000年に、平均寿命から要介護状態となった期間を差し引いた年を**「健康寿命」**として提唱しています。高齢化が急速に進むなか、単に寿命を延ばすだけでなく、健康寿命をいかに延ばすかが、世界的な課題となっているのです。

最近の研究によれば、健康長寿の秘訣は、病気を引き起こすリスク遺伝子によって決まるものではなく、毎日の生活習慣の積み重ねにあることがわかっています。

私は50歳を過ぎたら週2回ステーキを食べることが、医薬を遠ざけて健康長寿を実現させる大事な方法だと考えています。

「認知症の程度を調べる認知機能（CDR）」でも、コレステロール値と血圧は適度に高いほうが良好な数値を示すことがわかっています。コレステロールが脳細胞の膜を丈夫に保ち、認知症を防いでくれるからだと考えられるでしょう。

肉を食生活にとり込むことは、細胞レベルから丈夫な体を築き、「健康寿命」を延ばすために必要なことなのです。

第2章

若さと健康を保つ！
50歳からは「肉」と「これ」を食べなさい

1
アンチエイジングに必要なのは「性ホルモン」

生涯現役のカギを握るのは？

人が自分らしさを失わずに輝き続けるには、**性ホルモン**が必要です。

性ホルモンは、男女が出会い、結婚をし、子どもを生むためだけに必要なのではありません。生殖期を終えたのちに、長寿に不可欠なホルモンなのです。

そして、**性ホルモンの分泌には肉が必要です。性ホルモンの材料はコレステロールだからです。**

なぜ、生殖能力を失ったのちも、人は性ホルモンを必要とするのでしょうか。そのお話をする前にたとえ話として、少しだけ私自身の話におつきあいください。

私の父親は90歳近くまで、現役の医者であり続けました。家族のことを省みず、好き勝手なことばかりしている親父でした。成績の悪かった私が医者をめざしたのも、「親父のような医者ぐらいにならなれるだろう」と思ったからです。

親父は70歳まで結核療養所の所長をしていましたが、仕事そっちのけで遊んでばかりでした。療養所の敷地にコートをつくってテニスをしたり、防火用水池をプールにして泳いだり。

しかし親父は、患者さんにはいつも一生懸命でした。お金のあるなしにかかわらず、熱心に、それでいて楽しそうに患者に接していました。

毎日好きなことを楽しくやっている親父は、年をとってもとにかく元気でした。

整形外科医になった弟はテニスで国体の選手に選ばれる腕前でしたが、親父は60歳まで弟と互角に戦っていました。親父は70歳で療養所の所長を辞め、街の診療所の医者になりました。80歳を過ぎたころ、静岡県内にある老人病院の雇われ医になりました。

あるとき病院に呼ばれて出向くと、

「医者だか患者だか、わからなくなった。引き取ってほしい」と事務長にいわれました。少々の認知症と、軽い糖尿病になっていました。亡くなったのはわが家に引き取ってから1年後です。

親父は90歳になるまで元気で現役であり続けました。あの原動力はなんだったのだろうとよく考えます。

私の答えは、**「毎日を楽しもうとする意欲が枯渇しなかったから」**だと思うのです。

そして、この意欲を維持させるものこそ、「性ホルモン」なのです。

前向きな意欲は、性ホルモンがつくる

最近、年齢とともに現れる体の衰えを緩和し、健康や若さを保つ**「アンチエイジング（抗加齢）」**が注目されています。若い人は若さと美しさを保ち、50歳以降の人には健やかな長寿を叶えるための考え方です。しかし、昨今のアンチエイジングブームには過度の期待や過大な評価も見られるようです。

本当のアンチエイジングは、もっとシンプルです。

ポイントは「性ホルモン」です。

性ホルモンは、男らしさ、女らしさをつくるホルモンです。生殖期の年齢のときには、人も生物の一種として、性ホルモンがふんだんに分泌されています。

ただし、生殖能力がなくなったあとも、健やかに人生を謳歌するためにも、性ホルモンは欠かせません。心と体の健やかさと、「楽しい」「好き」という前向きな意欲は、性ホルモンがつくってくれるものだからです。

この性ホルモンの材料となるのが、肉や卵などのコレステロールなのです。

肉も卵も野菜も、なんでもよく食べる親父は、死ぬまで性ホルモンがつきなかったのでしょう。だからこそ、生涯現役で人生を存分に楽しめたのだと思うのです。

2

「更年期障害」にもよく効く肉の効能

「倦怠感」「集中力の低下」は要注意！

50歳以降も若々しくあり続ける秘訣は、性ホルモンを枯らさないことです。

ところが、人も生物の一種です。

生殖能力を失えば、性ホルモンの分泌量が劇的に減ってしまうのを避けられません。その時期は、個人差はあるものの、だいたい50歳前後です。

動物の場合、生殖能力を失うと死を迎えます。しかし、人間はその後、倍に近いほどの歳月を生き続けることになります。長い歳月を、自分らしく健やかに暮らすためには性ホルモンを積極的に分泌させることです。

性ホルモンが減っていくままにしていては、長寿人生はとても実現できません。「50歳を過ぎたら、週2回ステーキを食べなさい」と私が力説するのは、性ホルモンの分泌量を意図的に増やすためでもあるのです。

性ホルモンが激減すると**「更年期障害」**が起こってきます。

これに苦しむ人は多いものです。

女性の更年期障害はよく知られていますが、男性にも更年期障害はあります。男性の更年期障害について、医学的には100年も前から報告されていました。しかし、医学的にも注目されるようになったのは、近年のことです。

現在では、男性の更年期障害の治療を行う医療機関も現れてきましたが、理由のわからない体調不良に悩まされてきた男性は多かったことでしょう。

男性ホルモンは、男性としてエネルギッシュに生きる源です。筋肉や骨をつくる作用を持ち、性欲や性機能にも影響します。男性的な思考回路にも影響しています。**男性を男性たらしめるものが、男性ホルモン**というわけです。

男性ホルモンの分泌量は、20代をピークにじわじわと減っていきます。

一般には、年に1〜2％の割合で男性ホルモンは減り続けるといわれます。これに対してなんの努力もしていないと、50代で分泌量を大きく減らしてしまうことになります。

ただし、男性ホルモンの場合、じわじわと減っていく傾向が強いので、女性のように急激な変化が心身に訪れるわけではありません。そのため、自分で更年期障害だと気づくのが難しいという一面があります。「やる気が出ない」「疲れがとれない」「気分が沈みやすい」といった倦怠感、不安、集中力の低下の症状が現れることが多いようです。

男もすなる更年期

私の友人にも更年期障害に悩まされた男性がいました。

最初は原因がわからず、ずいぶん悩んだようでした。「睡眠が浅くて、ちっとも疲れがとれない」と友人が私に相談してきたのは、彼が54歳のときです。

また、会社の副社長をしていた別の友人は50歳からうつ状態が続き、穏やかだった性格がウソのように、やたらとひがんだ言動を見せるようになりました。

2人とも不安や動悸、息切れのほか、尿の切れが悪くなったことを自覚していました。

奥さんとの性生活は「まったくない。まるで性欲がわかない」と話しました。会社副社長の友人は、ある朝、目が覚めたときに体が動かなくなり、それをきっかけに会社を長期休職、精神科に通い始めました。

私は2人に泌尿器科を紹介し、血液検査を受けてもらいました。検査の結果、2人の血液中の男性ホルモンの量は「80歳の男性程度しかなかった」といいます。「更年期障害」と診断された2人が「男でもなるのか！」と驚いていたことをよく覚えています。

抑うつ症状が強く、性機能が低下するのが男性更年期障害の特徴です。

とくに、性欲の減退や勃起障害は、男性更年期障害の主症状とされます。また、代謝機能が下がるので、内臓脂肪が増えて腹まわりが太くなることも多く見られます。

最近では、男性ホルモン補充療法も行われていますが、まず大切なのは日常生活から男性ホルモンの分泌をうながす努力をすることです。

性ホルモンを増やすには、肉食が不可欠です。気分をリフレッシュしたい日や、意欲を向上させたい日にこそ、ステーキをよく噛んでいただくことです。

3

男は「筋肉」を増やし、女は「大豆」を食べなさい

性ホルモンの分泌を促すには

私もこの年になると、名誉や地位はもう欲しくなくなりました。

いつまでも元気で、性的にも充実し、生涯現役のまま天寿を迎える「ピンピンコロリ」が心からの願いになってきました。これは、みなさんにも通ずる願いでしょう。

その願いを叶えるためにも、私たちは、性ホルモンの分泌量の維持にもっと意識を向けるべきだと思うのです。

50歳を過ぎたら、生殖機能の衰えが著しく、性ホルモンの分泌能力が弱まってしまうことから、コレステロールを外からとらなければなりません。

では、性ホルモンの分泌を促すために、私たちにできることはなんでしょうか。

男性ホルモンは、生殖器以外に筋肉でもつくられます。つまり、男性の場合は筋肉量を増やすことによっても、男性ホルモンの分泌をうながすことができます。

筋肉をつくるには、良質のたんぱく質が必要です。

肉はたんぱく質の豊富な食べ物です。たんぱく質は血液や筋肉などをつくる体の主要な成分であり、人の体重の5分の1を占めています。体を動かすエネルギーにもなるほか、細胞の主材料でもあります。しかも、細胞の核内に収められている遺伝子もたんぱく質からつくられています。

肉は、「コレステロール」と「たんぱく質」という、若返りに必要な2つの重要な栄養素を豊富に持ちあわせている食品なのです。

一方、女性が女性ホルモンの量を増やすには、肉の他に、大豆製品を十分にとると効果的です。

女性ホルモンにはいくつかの種類がありますが、女性が若々しさを保つために最も重要なのは**卵胞ホルモン（エストロゲン）**です。ところが、卵胞ホルモンは、閉経によって卵巣機能が低下すると急激に分泌量を減らしてしまいます。このホルモンバランスの異常によって起こるのが、女性の更年期障害です。

イソフラボンは乳がんを防ぐ

大豆製品には**イソフラボン**という栄養素が含まれます。

イソフラボンはエストロゲンと分子構造がよく似ていて、エストロゲンの作用を一部代わって行ってくれることから、エストロゲンの分泌量の減少は、イソフラボンをとることで補うことができます。

しかも、日ごろから大豆製品をきちんととっている女性は、乳がんになりにくいこともわかっています。

では、イソフラボンは1日どのくらいとるとよいのでしょうか。

食品安全委員会の報告では、1日にイソフラボンを75㎎ほどとるとよいとしています。

食品にして表すと、豆腐ならば1丁、納豆ならば2パック、豆乳ならば200mLのパックを2本程度の量です。

しかし、実際には、日本人の1日の平均摂取量は、30mg程度といわれます。

つまり、現在食べている大豆製品の倍の量を毎日とるようにするとよいことになります。

イソフラボンの健康効果に注目が集まると、これをサプリメントや飲料にした商品も多く販売されるようになりました。しかし、**イソフラボンは食事から摂取するのが望ましい栄養素です。過剰に摂取すると、血中ホルモン量が乱れて、生理周期にも影響を及ぼしかねないうえ、子宮内膜症を発症するという副作用が起こりやすくなるからです。**

イソフラボンの摂取量を増やすことは、サプリメントなどに頼らなくても、さほど難しいことではありません。

毎食の味噌汁に豆腐を加え、毎朝納豆を1パック食べ、おやつの時間に豆乳を1パック飲んでおけば十分です。それだけで女性は若返りを図れるのです。

4

大豆を食べると「中性脂肪」が減る

肉だけでも長生きできない

「大豆は畑の牛肉。大豆を食べていればたんぱく質をとれるのだから、肉は必要ない」

という意見を見かけます。

大豆などの植物性たんぱく質をとっていれば、肉を食べなくても、長寿を築けるというのは果たして本当なのでしょうか。

戦後、日本は世界で一番の長寿国となりました。

最大の理由は、日常的に肉を食べるようになったことです。このことは、50歳を超えた人間の体は、肉が必要であることを意味しています。

ただし、肉だけを食べていても、長寿を築けないのも事実です。肉や卵、魚などの動物性たんぱく質も大事ですが、大豆などの植物性たんぱく質もやはり大事だからです。

日本人が長寿になったのは、もともと植物性たんぱく質を日常的に食べる習慣があったところに、肉や卵など動物性たんぱく質をとる習慣が加わったからだと考えられます。

日本人の長寿の礎には、「動物性たんぱく質」と「植物性たんぱく質」のバランスよい摂取があるといえるでしょう。

では、肉にはない大豆製品のよさとはなんでしょうか。

加齢とともに気になってくるのが、中年太りです。

お腹まわりについてくるポヨンポヨンとしたぜい肉のほとんどは、**中性脂肪**です。大豆のたんぱく質を摂取すると、中性脂肪が減ることがわかっています。中年太りを解消する効果があるというわけです。

また、中性脂肪の血中量が多くなると、収集コレステロール(HDL)が減り、運搬コレステロール(LDL)が無駄に増えてしまうというアンバランスが起こります。

大豆製品を食べて中性脂肪を減らせれば、このアンバランスを整えることもできるのです。

中性脂肪を減らす作用を持つのは、大豆のたんぱく質に含まれる**「ベータコングリシニン」**という物質です。ベータコングリシニンには、中性脂肪が肝臓でエネルギーへと変換され、体内で消費されるのをうながしてくれる作用があります。また、小腸が余分な脂肪を吸収するのを抑える作用もあります。

ベータコングリシニンはダイエット効果抜群のたんぱく質なのです。

さらに、大豆たんぱく質は、余分なコレステロールを消化液である胆汁酸とともに包み込み、体外に排泄する働きも持っています。

大豆が動脈硬化を防ぐ

大豆の健康効果は、まだまだあります。

たとえば、大豆は、ビタミンEやイソフラボンなどの**抗酸化物質**を持ちます。**抗酸化物質とは、活性酸素を無毒化する物質のことです。**活性酸素は、動脈硬化やがんを起こす最大の原因物質であることは述べました。つまり、大豆には動脈硬化やがんを防ぐ効果もあるのです。

50歳を過ぎたら、アンチエイジングのために肉を食べましょう。

そして、大豆製品もしっかり食べましょう。

どちらかをとれば十分というものではありません。

両者はお互いにたりない部分を補いあう関係にあるのです。

5

食物繊維は腸内細菌を「悪玉」から「善玉」に変える

腸は肉が嫌い？

腸には、好きな食べ物と嫌いな食べ物があります。

腸を元気にする食べ物は、食物繊維を豊富に含む植物性食品と、発酵食品です。また、新鮮な生水も大好きです。

では、反対に嫌いな食べ物はなんでしょうか。**実はその一つが、肉なのです。**

私たちの腸には、100兆個、200種類以上もの腸内細菌が棲んでいます。

一般には、腸内細菌の働きから**「善玉菌」「悪玉菌」「日和見菌」**と3分類されています。この呼称に私は異論があるのですが、ここでは便宜上、この呼び方を使わせてもらうことにしましょう。

善玉菌と悪玉菌は、腸内で拮抗《きっこう》しながら存在していて、悪玉菌が増えすぎてしまうと、善玉菌が減ってしまいます。日和見菌は、善玉菌か悪玉菌か、優勢なほうの味方につく性質があります。

悪玉菌の大好物は、動物性の脂肪やたんぱく質です。

脂身たっぷりの肉や、油でギトギトの唐揚げ、生クリームたっぷりのケーキ、こってりと脂身の浮いたラーメンなどを人が食べると、腸の中で悪玉菌が大喜びするのです。そうした食べ物をエサにしていると、悪玉菌は異常に繁殖し、困ったことに硫化水素やアミンなどの毒性物質をつくり出します。

悪玉菌のつくり出した毒性物質は、活性酸素を発生させます。ですから、悪玉菌の多い腸では、活性酸素が充満したようになっています。

また、悪玉菌の放つ毒性物質は、腸を老化に導きます。影響は腸にとどまりません。身体各部に流れていき、臓器を傷つけ、病気を引き起こす原因にもなります。体内にて活性酸素が増えれば、動脈硬化が進行し、がんも発生しやすくなります。

さらに、美容にも悪影響を及ぼします。顔の肌ツヤは、腸の状態を表す鏡のようなものです。若いころは目鼻立ちの加減が美しさを決めていましたが、50歳を過ぎたら、人の美しさを表す最大要因は、肌ツヤの若々しさに変わります。

腸内で発生した毒性物質は肌を老化させ、シワやシミを増やす原因にもなってしまうのです。年齢以上に肌が老けこんでいる人は、腸が悪玉菌優勢になっている可能性が高いのです。

このように、悪玉菌の異常繁殖は、腸を痛めつけ、体全体を老化に向かわせ、病気を招く原因になります。こうした理由から、腸は高脂肪の肉が頻繁に入ってくるのを好まないのです。

腸内環境を乱さない「肉の食べ方」

だからといって、肉を食べなければ長寿はかないません。

それならば、肉を食べて、腸内環境を乱さない食べ方を見出す必要があります。それが、50歳以上の人にとっての、週2回のステーキだと私は考えています。

週2回とは、3日に1回です。**3日に1度程度のステーキが、腸内バランスを乱さず、腸を傷つけず、腸を悪玉菌優勢にしない最適のライン**でしょう。

ステーキは、食物繊維を含んだたっぷりの野菜と食べることも忘れないでください。

食物繊維は善玉菌の大好物ですが、悪玉菌にとっても大好物です。悪玉菌は高脂肪食をエサとしていると、体に悪いことを始めるのですが、食物繊維をエサとしていると「善玉化」することがわかっています。人の体質が食べ物で変わるように、悪玉菌の性質もエサで変わってくるのです。

悪玉菌は、食物繊維をエサにしていると異常繁殖せず、毒素も発生しません。そのうえ、宿主にとってよいことをたくさんしてくれます。腸に病原菌が侵入してきたとき、敵を退治するために真っ先に働き出すのが、大腸菌などの悪玉菌です。

また、大腸菌は、食物繊維をエサにビタミン類の合成を行います。ビタミン類は、宿主の心身の健康増進に欠かせない栄養素です。

週2回ステーキを食べても、食物繊維を一緒にしっかりとっておけば、悪玉菌に対する心配はなくなり、腸が傷つくこともないのです。

6 ステーキとライスは最悪の食べ合わせ

私が「炭水化物はやめなさい」という理由

腸が嫌う食べ物は、もう一つあります。

それは、**糖質を多く含む食べ物**です。

糖質と聞くと、砂糖というイメージがあるかもしれませんが、それだけではありません。私たちが日頃食べている、ご飯やパン、麺類などの炭水化物も糖質を豊富に含んでいます。じゃがいもやさつまいもなどのいも類、あまい果物にもたっぷり入っています。

こうした糖質を含む食品の中でも腸がとくに嫌うのは、白く精製されたもの、たとえば白米やパン、麺類、砂糖などです。

私たちの食生活に馴染みの深い食品が、どうして腸の負担となるのでしょうか。

まず、**糖質は腸の直接的な栄養にならない**からです。小腸が自分の栄養としているのは、昆布やチーズ、緑茶、シイタケ、トマト、魚介類などに含まれる「グルタミン酸」です。グルタミン酸はほとんどが小腸粘膜で代謝されます。糖質を自分の栄養にできないのに、腸に大量に入ってくれば、小腸はその消化吸収に専念しなくてはならなくなります。

糖質は小腸にて消化されると、ブドウ糖になります。ブドウ糖は脳の大好物です。腸に糖質が入ると、脳が「早くくれ〜」とブドウ糖を要求します。腸がその指令に答えてブドウ糖の消化吸収を速めると、血液中のブドウ糖の量が一気に高まります。

血糖値とは、血液中に含まれるブドウ糖の濃度のこと。血糖値が上昇した状態が長い時間続くと、「糖尿病」や「動脈硬化」「肥満」になるリスクが高まります。

それでも、糖質に食物繊維がくっついていればまだよいのです。しかし、白く精製して食物繊維をきれいにそぎ落としてしまうと、腸は自分にとってなんの得にもならないもののために、せっせと働き続けなければならなくなるのです。

ご飯やお菓子類を食べ過ぎて、酸っぱいものがグッと込み上げてきたり、ムカムカと胸焼けを感じたりした経験はありませんか？　それは、**糖質の消化吸収の作業に腸が疲れてしまっているサイン**です。腸の働きが鈍ると、腸内環境は乱れ、悪玉菌が活動しやすい状況がつくられてしまいます。これが、腸が糖質を嫌がる理由です。

血糖値を急上昇させる食事　させない食事

糖質のとり過ぎが体に与える悪影響は、まだあります。

今、**「糖化」**という現象に、注目が集まっています。

糖化とは、糖質をとり過ぎることによって、体内にて「終末糖化産物（AGE）」という悪玉物質がつくられることをいいます。**このAGEは、正真正銘の悪玉物質です。**AGEは、体の老化を早め、病気を招く原因物質であることが、近年の研究によってわかっています。

AGEが体に害をなすのは、たんぱく質に砂糖をまぶしたようなベトベトの状態になるためです。血管や組織にベッタリと沈着して体内に留まると、動脈硬化や心筋梗塞、脳梗塞、骨粗しょう症、白内障、がんなどの病気を引き起こしてしまうのです。

また、肌でAGEの現象が起こると、シミやたるみが生じてきます。さらに、腸が糖化すれば働きが滞り、腸内バランスが乱れるうえ、腸の老化も進みます。

健やかで若々しい体を保つには、AGEをつくり出さない食習慣が重要になってきます。では、AGEの発生を防ぐにはどうしたらいいのでしょうか。

AGEは血糖値が上昇している状態のところにたんぱく質が入ってくると、発生しやすくなります。そのため、血糖値を急上昇させない食事のしかたが重要なのです。

白く精製された穀類を食べるたびに、体内ではAGEがつくり出されてしまいます。ですから、50歳以上の人は、老化と病気を防ぐために、主食やお菓子など、糖質を豊富に含むものは、避けたほうがよいのです。

また、**ステーキを食べるときにも、ライスやパンは控えることです。**ステーキと一緒にライスやパンを食べるのは定番ですが、血糖値を急上昇させたところに、肉のたんぱく質を入れるのは、最悪の組み合わせといえるでしょう。

だから、50歳を過ぎてステーキを食べるときには、主食は抜くべきなのです。

7

体の老化を防ぐ「肉の焼き加減」

あの香ばしい焼き上がりが老化を早める

病気と老化の予防には、体内でＡＧＥ（糖とたんぱく質の化合物）が増えるのを抑えることが重要とお話ししました。そのためにはまず、ＡＧＥが生産される過程を知らなければなりません。

ＡＧＥは、２つの過程でつくり出されます。

一つめは、**体内で生み出されるパターン**です。血液中に余分なブドウ糖が多くなると、体内のたんぱく質と結びつき、体温という熱によって「糖化」が起こります。血液中のブドウ糖が多ければ、そのぶんＡＧＥがつくり出される量も多くなります。

ただし、体内にて糖化が起こっても、早いうちに改善を心がければ、たんぱく質はもとのきれいな状態に戻れます。それには、血糖値が急上昇したり、血糖値が長時間上昇していたりする状態が少なくなるよう心がけることが必要です。

早い段階で血糖値が下がれば、もとのきれいなたんぱく質に戻れますが、高血糖の状態が続くと、糖化現象はどんどん進んで毒性を高め、もとには戻れなくなります。

そうやって生産されたAGEは蓄積され、体をどんどん老化に導きます。

糖尿病になると体が老化しやすく、神経障害、網膜症、腎不全などの合併症が起こりやすくなるのは、高血糖の状態がAGEを大量につくり出し、体内環境に悪影響を及ぼすことに一因があります。

体内のAGEが増えるもう一つの過程は、**外からAGEをとり込むパターン**です。

食品を料理すると、軽い焦げ目やキツネ色のおいしそうな色がつきます。

あの食欲をそそる香ばしい焼き上がりも、食品内のたんぱく質と糖質の加熱によって起こるAGEです。

褐色の焼き目がついた食品は、私たちの周りにはたくさんあります。トースト、せんべい、クッキー、ホットケーキ、ドーナツ、グラタン、唐揚げ、トンカツ、焼き鳥、焼き魚、照り焼きハンバーグ、ハンバーガー、フライドポテト、ギョーザ、焼いたソーセージなど、日常的に食べるものばかりです。

そして、**ステーキもまたAGEを含む料理です。**

飲食物に含まれるAGEの多くは、腸が正常に機能していれば、腸内にて分解され、排泄することができます。ただし、およそ7%だけは体内にたまっていくといわれます。**この体内に蓄積される分量をいかに少なくするかが、体内のAGEを増やさないポイント**になってきます。

AGEは体にいったん蓄積されると、減らすことがなかなかできません。蓄積量と年数に比例して、増えていきます。だからこそ、毎日の食生活が重要になってくるのです。

一つの食品で健康にはなれない

私は、健康とは「いいとこどり」だと考えています。

食べ物には、よい面があれば、そうでない面もあります。たとえば、大好物を食べると幸福感が増し、生きる喜びにもなりますが、食べ過ぎれば腸に負担をかけ、腸内環境を乱します。

肉も同じです。ほどよく食べていれば健康長寿に貢献してくれますが、食べ過ぎればAGEが増えて害になります。体によくない面だけを見て「食べない」という選択をするのではなく、プラスとマイナスの両面をたしかめて、「健康に活かす食べ方」を見つけることこそ、本当の意味での「食養」だと、私は思うのです。

週2回のステーキを楽しむには、残りの5日はAGEのでない調理法を心がけるのも大切なことです。フライパンやオーブンで焼いたり、油で揚げたりするとAGEが多くなりますが、煮込み料理や蒸し料理ならばAGEの発生量を大幅に減らせます。

またAGEの多いお菓子などを口にしないことも大切です。せんべいや、油を使ったスナック菓子、甘い焼き菓子などはAGEの多いお菓子です。

さらに、ステーキの焼き加減についてですが、ウェルダンよりレアのほうがAGEは少なくなります。ただし、食中毒の問題などもありますので、レアで食べられるのはよほど新鮮な肉だけです。私は、程よい焼き加減のミディアムが好みです。

8

なぜ50歳を過ぎると「がん・心筋梗塞・糖尿病」が増えるのか

50歳が健康長寿の分かれ目

私は**50歳を過ぎたら、白米など白く精製された主食は食べないほうがよい**といってきました。ではなぜ、50歳を境に糖質を減らすべきなのでしょうか。

答えは、人間の体の細胞をエンジンにたとえると、2つのエネルギー生成系を搭載したハイブリッドエンジンで動いているからです。

一つは「**解糖エンジン**」、もう一つが「**ミトコンドリアエンジン**」です。

それぞれのエンジンのしくみを知るには、人類の進化の過程を振り返ってみる必要があります。

生物が誕生したのは、今からおよそ40億年前、酸素のない地球でした。

このときの生物は「原核細胞」の生物であり、糖を原料に「解糖」という化学反応を用いてエネルギーを生成していました。これがエネルギーの原始的な生成方法といえる「解糖エンジン」です。

原核生物は、二酸化炭素を吸い込み、酸素を排出し続けました。それによって、やがて地球上に酸素が蓄積していきました。その環境のもと、生物は酸素を利用して進化をとげるようになります。原核細胞は、自分の細胞内に酸素を好む細菌「アルファ・プロテオ細菌」をとり込みます。これが「ミトコンドリア」の原型になります。こうして誕生したのが「真核細胞」でした。

真核生物はミトコンドリアを持ったことにより、酸素を燃焼させて効率よくエネルギーを生成できる方法を獲得しました。地球上の生物は大転換期を迎えます。生物は多種多様に複雑な進化を見せ、人間へと通じる動物細胞ができあがっていきました。

こうした生物の進化史から、人間は2つのエネルギー生成系を持つに至ったのです。

解糖エンジンとミトコンドリアエンジンは、車の両輪のようにお互いに連携しあいながら動いています。

エネルギー需要が生じたときに、まず動き出すのが解糖エンジンです。血液中のブドウ糖を利用して、瞬時にエネルギーをつくり出します。若いころには、この解糖エンジンがよく動きます。瞬発力に長けているエンジンであるため、若い人の機敏な動きや激しい運動を支える力があります。ですから、若くて活動量の多い人であれば、糖質の多い食物をとっていても体内で消費することができます。

体に合わせて食べ方を変えなさい

ところが、50歳前後の更年期になっても、糖質の多い食生活を続けていると、問題が起きてきます。

更年期になると、体細胞が衰えたりホルモンの分泌量が減ったりして、代謝の力は少しずつ落ちていきます。活発な若い時は、解糖エンジンが血中の糖を使って素早くエネルギーに換えていましたが、歳とともに糖をうまく消費できなくなってきます。

それなのに、**活動量の多かった若い時と同じように糖質を含む食事をたっぷり摂っていると、消費しきれなかった糖によって血糖値がどんどん上がっていきます。**こうして常に高血糖の状態が続くことで糖尿病になり、糖が脂肪に変わり蓄えられて太ってきます。

さらに、高血糖状態が続くことで「糖化」と呼ばれる現象が起こり、細胞内でのさまざまな反応から活性酸素が発生してしまいます。

こうした体内の糖化と酸化ストレスにより、動脈硬化による心筋梗塞や脳梗塞、がん、アルツハイマーなど、多くの病気が起こってくるのです。

それに対してミトコンドリアエンジンは、解糖エンジンよりも反応は遅いのですが、酸素を利用して効率的に大きなエネルギーを産生できます。解糖系はブドウ糖1分子からATPを2個しか作れませんが、ミトコンドリアはブドウ糖1分子から36個ものATPを作ることができるのです。

また、体内のブドウ糖が減ることで、**「ケトン体」**という物質が肝臓のミトコンドリアで脂肪酸を基にしてつくられます。これは**ブドウ糖の代替エネルギー源**として利用できるうえ、ケトン体がつくられる体質にすることにより、ダイエットや糖尿病予防に限らず、がん予防や認知症予防にも効果が期待できるのです。

つまり、**若くて活動が活発な時は解糖エンジンをメインとして働かせるのがよいのですが、歳とともに活動量や代謝量が低くなるにつれて、ミトコンドリアエンジンをメインとして働かせるのがよいのです。**

糖質を必要以上に摂っていると、解糖エンジンばかりが働いてしまい、体は糖質を執拗に欲するようになります。使われないミトコンドリアの数はどんどん減り、血糖値は常に高くなり、過剰な糖質は脂肪となってしまうからです。

ですから、40歳を過ぎたくらいからは解糖エンジンの材料となる糖質の摂取を少しずつ減らしていき、50歳ではなるべく摂取を避けるようにして、持続力のあるミトコンドリアエンジンをメインで動かすのがよいのです。

これが、**50歳を過ぎたら主食を控えるべき最大の理由です。**

9 糖質をやめると肉を食べても「やせる」

スリムな人が若々しく見える秘訣は長寿遺伝子にあり

50歳から若さを保ち、健康寿命を延ばすために重要なことは、「ミトコンドリアエンジン」をスムーズに動かす生活をすることです。

ミトコンドリアは、地球が暖かく、高酸素の環境になったのちにできあがった器官です。ですから、**「高体温」「高酸素」「低糖質」の状態に体を保つことが、医薬を避けて、健康を保ち、若々しく生きる大事なポイント**になってきます。

「糖質をとらないと、体を動かすエネルギーが不足するのではないですか」

という声をよく聞きます。しかし、心配はいりません。

無駄な糖質が体に入ってこないというのは、体にとって負担の軽減される、とてもありがたいことなのです。

糖質が無駄に体内に入ってこなくなると、ミトコンドリアは脂肪を燃焼させてエネルギーを生成するようになります。**肉などの食品に含まれる脂肪と、お腹まわりについたぜい肉を上手に燃焼させて、エネルギーに変換するようになるのです。**

ですから、糖質を制限した食生活を送っていると、体についた無駄な脂肪が減って体重が落ちていきます。ステーキなどの高脂肪食をとっても、ぜい肉と化すこともありません。週2回ステーキを食べていても、肥満の人はスリム化します。

すると、**長寿遺伝子「サーチュイン」**が稼働します。

サーチュインは肥満の体では眠ったままですが、適正体重の体ではオンになることがわかっています。肥満の人は年より老けて見え、スリムな人は若々しく見えるのは、体型の違いだけではなく、サーチュインのオン・オフの違いでもあったのです。

サーチュインには、ミトコンドリアの合成に必要な遺伝子を活性化させる働きがあります。細胞内のミトコンドリアの数が増えることで、さらに効率よいエネルギー代謝が促進されるのです。

サーチュインをオンにすると若々しさがよみがえる原因に、ミトコンドリアの働きが大きく関与していたのです。

50歳以降の糖質の摂り方

ただし、**50歳以降でも、必要な糖質がゼロになるというわけではありません。**

ミトコンドリアエンジンは持久力に優れたエネルギー生成系ですが、起動まで時間がかかります。この起動のゆるやかなエンジンの着火剤として働いているのが、解糖エンジンです。

また、男性の精子も解糖エンジンでつくられます。男性の精巣の機能はだいたい50歳で終わりますが、努力によっては70歳になっても子どもをつくることができます。努力とは、入浴時などに、睾丸に水をたっぷりかけてあげることです。この「金冷法」で精子が増えるのは、精子が解糖エンジンのエネルギーを使ってつくられるからです。解糖エンジンは、低体温でよく作動するのです。

50歳以降の糖質の食べ方としては、主食となる白く精製された穀類と砂糖、お菓子類などを控えておけば、野菜類に含まれる糖質は、さほど気にしなくてもよいでしょう。

その程度の糖質ならば、ミトコンドリアエンジンの働きを邪魔しないからです。

また、野菜類に含まれる糖質の中には、オリゴ糖や糖アルコールがあります。オリゴ糖や糖アルコールは、腸内細菌の大好物です。これらを野菜類から毎日とっておくと、腸内細菌の数が増えることがわかっています。

なお、**「食事は楽しくする」というのが、長寿食の最大の秘訣**です。

これまで1日3回、白いご飯を食べていた人が、突然やめるとなっては、それがストレスにもなりかねません。

私も、かつては、ご飯・パン・麺類・甘いものが大好きでした。大好きなものを「健康のために」と、ただひたすらにがまんしては、ストレスがたまります。ですから、私は「自分のお楽しみ」を残しています。昼食のみ、五穀米を小さなお茶碗に1杯だけいただいているのです。五穀米ならば食物繊維もミネラルもビタミンも豊富なため、活性酸素の害を大きく減らせます。主食をとりたいときは全粒穀物を選ぶとよいでしょう。

10 スーパーのセール肉をおすすめしない理由

人の体は化学物質に慣れていない

肉食を否定する人の理由の一つは、**家畜を飼育する際の合成飼料**にあるようです。

現在、国内で飼育されている家畜の多くには、合成飼料が使われています。合成飼料には、「成長ホルモン剤」や「抗生物質」などの薬剤が含まれています。成長ホルモン剤は、短い期間のうちに家畜を大きく育てるために使われています。抗生物質は、狭い畜舎の中で育てても、感染症を蔓延させないために与えられています。

肉鶏のブロイラーが、合成飼料で飼育されている家畜の代表的な一例でしょう。

足の踏み場もない狭い鶏舎に、無数のブロイラーが詰め込まれ、成長ホルモン剤だらけの飼料を、無理やり食べ続けさせられます。それによって生後わずか50日ほどで丸々と太り、出荷されていくのです。鶏に限ったことではありません。豚や牛も同じです。安価な肉には、安価に出荷できるだけの理由があるのです。

国内では、家畜に与える化学物質の使用については細かく規制され、検査機関もきちんとしているといわれます。化学物質の残留は基準値以下であるともみなされています。

しかし私は、**成長ホルモン剤や抗生物質などの化学物質を含む肉を食べることによって、健康を害する心配は少なからずある**と考えています。

われわれ人類が誕生したのは約700万年前といわれています。この悠久の歴史の中で、**化学物質を含むものを食べるようになったのは、ここ40年ほどです。私たちの体は、化学物質をとり入れることに、まったく慣れていないのです。**

私たちの生命力を高めてくれるのは、700万年間、人類の進化とともにあった天然の生き物です。

長寿と健康のために肉を食べるならば、自然な形で育てられた肉を選びたいものです。

人は125歳まで生きられる

私がこんなふうにいうと、「藤田先生は、お金持ちだからそんな贅沢《ぜいたく》をいえるんだ」という人もいます。

「貧乏暇なし」を地で行く私を「お金持ち」といっていただけるとは、こんなにうれしいことはないので「ありがとう」と答えておきます。私は、見栄にはお金をかけない質《たち》です。けれども、食と健康と研究には身銭を切る質です。

私はベンツなどの高級車に乗ったことがありません。ブランドの品々で身を飾ったこともありません。私がこれまで所有した車はすべて国産であり、すべて中古車です。

以前、患者さんが大きなベンツに乗って来られたので、好奇心から、

「ベンツはどうですか？」と尋ねたら、

「はい。2～3日出ていなくて、苦しいのです」

と答えた人がいました。「便通」と間違ったようです。

ベンツには縁のない私ですが、健康には人一倍の関心があります。**「人は125歳ま**

で生きられる」を研究テーマの一つにしていますから、ぜひ、自分の体でどこまでがんばれるか試してみたいと思っています。

大好きな研究を生涯現役で続けるためにがんばって働き、健康が第一と食を大切にする、それが私の生きる軸です。

「寄生虫や腸内細菌が免疫に及ぼす研究」が私の専門の一つであり、そこには食と生活習慣が必然的に大きくからんできます。「どんなものを食べると免疫力が向上して、健康寿命を延ばせるのか」ということも、重要な研究テーマに入ってくるのです。

そうやって考えてみれば、自分らしくあり続けるために、週2回だけほんのちょっとよい肉を食べることは、贅沢なことだとは感じなくなります。

肉を食べるのは、週2回です。週2回だけ、なるべく化学物質の害のない肉を選ぶことは、必ず健康の礎になることでしょう。

「健康のため」「若返りのため」と高価なサプリメントや栄養剤、化粧品にお金をかけるくらいならば、お肉にお金をかけるほうが、よほど健康的だと私は思うのです。

11 体内で発生した「活性酸素」を無毒化する方法

スーパーの肉を安全に食べる方法

「健康長寿のためにも、良質な肉を！」

そうはいっても、近所のスーパーでは放し飼いの良質な肉は購入できないという現実的な問題もあると思います。私も懐事情が寂しいときには、肉のランクが下がります。

そうした場合、腸内細菌を増やすものを一緒にとるようにするとよいでしょう。

私も、肉を食べたあとには、腸内細菌を増やす錠剤やサプリを飲むようにしています。

また、自分の腸にもともと棲んでいる善玉菌のエサになる「乳酸菌生成エキス」もお気に入りです。

善玉菌と悪玉菌は拮抗して腸内に棲息《せいそく》していますから、悪玉菌優勢に偏りそうな食事をしたときには、善玉菌を外から入れてあげるとよいわけです。

腸内細菌を固めた錠剤や乳酸菌生成エキスは、薬ではありませんから、「副作用が出たらどうしよう」とか、「長期間飲み続けていると効かなくなる」などの心配はいりません。

これらの錠剤やサプリは市販で色々な種類が出ていますが、2週間くらい試してみて、自分に合っているかどうか、便通やお腹の具合をみて確かめてみるのがよいでしょう。

善玉菌を増やす工夫は、**肉に含まれる抗生物質の害に対する防御法**でもあります。**抗生物質が怖い理由の一つは、抗生物質が効かない耐性菌が発生しやすくなることです。もう一つは、腸内細菌の数を大幅に減らし、腸内環境を乱してしまうことです。**

抗生物質は、細胞の膜の合成を邪魔したり、たんぱく質をつくらせないようにしたり、細胞の核の働きを止めたりして、病原菌の活動と増殖をくい止める働きがあります。抗生物質が病原菌の動きを防ぐ働きがあるのだとすれば、腸にいる細菌や免疫細胞たちが影響を受けないわけがありません。抗生物質は腸に直接入ってきて、病原菌だけでなく、私たちの健康を守っている腸内細菌や免疫細胞にも打撃を与えてしまうのです。

そうはいっても、「抗生物質の入った肉は食べません！」とそっぽを向くわけにもいきません。

健康長寿には、肉の力が必要です。現実問題として、合成飼料で育てられた肉しか手に入らないのならば、肉の栄養も頂戴しつつ、健康への害も工夫して減らすことです。

そのための方法が、善玉菌を増やす錠剤や乳酸菌生成エキスなどを飲むことと、たっぷりの野菜を食べることです。

一口30秒！　噛めば噛むほど、毒素は消える

食べ物に含まれる害を消す方法は、もう一つあります。

それは**よく噛んで食べること**です。

オーソドックスな健康法ですが、これはものすごく大切なのです。

化学物質が体内に入って困るのは、体内で活性酸素が大量に発生してしまうことです。

活性酸素が、がんなど多くの病気を起こす原因になっていることは、これまでお話ししてきました。ところが実は、活性酸素も免疫システムの一つの防御物質なのです。体に

敵と判断される物質が侵入してくると、免疫システムは活性酸素を発生させ、その強い酸化力で敵を抹消しようとするのです。

私たちの体を構成する細胞や免疫システムは、1万年前から変わっていないことがわかっています。免疫システムは、その頃の記憶で人間にとって敵か味方かを判断します。文明がつくり出した化学物質は、免疫システムにとっては未知の存在であり、「敵」と判断されてしまうのです。

だからこそ、現代人はよく噛んで食べることが必要です。よく噛むと、食べ物に唾液がよく混ざります。

唾液に含まれる酵素には、活性酸素を無毒化する抗酸化作用があるのです。

噛めば噛むほど、抗酸化作用のある酵素が口内に湧き出し、食べ物と一緒に腸に送り込まれます。腸に化学物質が届いても、活性酸素を無毒化することができれば、そのぶん、健康を害する心配は減るというわけです。

抗酸化作用のある酵素をたくさん出すには、一回1秒、計30回、一口を30秒間かけてゆっくり噛んで食べることが基本となります。

これだけのことで病気を防げるのならば、ぜひ実践するべきでしょう。

第3章

病気を遠ざける！
「家畜化」された食事を改める7つの知恵

1

「日本人の腸は欧米人より長い」はウソ

腸をめぐる都市伝説

「日本人はもともと農耕民族であり、伝統的に穀物や野菜など植物性食品を食べ続けてきたため、腸が欧米人よりも長い――」

よく目にする文言ですね。

「肉・悪玉論」を掲げる方たちは、この理論にこうつけ加えます。

「欧米人の腸は短いため、肉を食べてもすぐに体外に排出される。しかし、日本人の腸は長いので、肉を食べると長時間、腸にとどまってしまい、腐敗しやすく、腸を汚しやすい」

「さもありなん」と感じさせる論調です。

「日本人の腸には肉食は適さず、病気を招く原因になる」と聞けば「肉を食べないほうがよいのかな」と思ってしまいます。

しかし、**「日本人の腸は長い」という理論がまったくのウソ**だったとしたら、どうでしょうか。

現代社会には、多くの都市伝説が存在します。

誰かがあたかも真実のように語ったことが、正しいこととして伝播《でんぱ》してしまうことが往々にして起こります。**医学情報の中にも、都市伝説は存在します。「欧米人の腸は短く、日本人の腸は長い」という考えも、まさに都市伝説の一つだったのです。**

「日本人の腸も欧米人の腸も、長さに変わりはない」ということを、亀田メディカルセンター消化器科部長の永田浩一先生らの研究グループは、日本消化器内視鏡学会の学会誌に発表しています。

研究グループは、50歳以上の日本人とアメリカ人650人ずつ、計1300人の大腸を内視鏡を使って調査しています。その調査結果から**「日本人とアメリカ人の大腸の長さに、実質的な差は見られず、ほぼ同等である」と結論が導き出されました。**

日本人の腸は特別でもなんでもなく、欧米人と同じだったということなのです。

「日本人の体に肉が合わない」は真っ赤なウソ

人間という動物は、民族によって「肉食」や「草食」というカテゴリーわけができるはずもありません。人類は雑食動物だからです。

これに対し、野生動物は肉食か草食かで腸の長さに差が現れます。たとえばライオンの腸の長さは体長の5倍しかありませんが、牛や羊の腸は体長の約20倍もあります。

なぜ、肉食動物と草食動物では腸の長さがこんなにも違うのでしょうか。それは、「アミノ酸の生成速度」に関係しています。

肉食動物は、他の動物を捕食することで、肉からたんぱく質を得ています。腸に入ったたんぱく質は、小さな粒子であるアミノ酸に分解されてから体内に吸収され、体の一部になって働きます。肉食動物の場合、たんぱく質が直接腸に入ってくるため、アミノ酸の生成に時間がかかりません。

一方、草食動物の場合、植物に含まれている食物繊維を腸内細菌に発酵してもらい、それによって生じるアミノ酸を体内に吸収しています。肉を食べなくても、草食動物が体の組成に必要なアミノ酸をつくれるのは、腸内細菌のおかげなのです。

ただし、食物繊維を腸内細菌が発酵させ、アミノ酸を生成するには、時間が必要です。草食動物の腸が肉食動物より長くなっているのは、こうした理由があるのです。

この自然界の成り立ちを、安易に人間に当てはめてしまったのが、「狩猟民族は腸が短く、農耕民族は腸が長い」という説です。これが真実かのように伝播され、都市伝説化し、「日本人の体には肉が合わない」という主張が生み出されていったのでしょう。

日本人の腸でも、肉はきちんと消化・吸収できます。

今日から安心して食べましょう。

2

「お米」こそ日本人の体にあわない

日本人の食事の7割が体にあっていない

「欧米人は狩猟民族。日本人は農耕民族。だから日本人の体には米があう」という説も、都市伝説のようなものです。

人類が大幅に人口を増やす転機となったのは、今から約1万年前。農耕の開始が転機となっています。農耕開始時、世界の人口は約500万人ほどだったと推定されています。ところが、紀元前5世紀には1億人を超え、紀元前後には約3億人にもなりました。農耕開始による人口増大の現象は**「奇跡の1万年」**と呼ばれます。

欧州では、9000年前にはすでに農耕や牧畜が始まっていました。

一方、日本に農耕が伝わったのは、縄文後期（約5000年〜4000年前）。本格的に農耕社会に入ったのは、弥生時代の紀元前300年〜紀元後300年であり、欧州よりずっと遅いのです。

農耕生活をする以前の日本人は、野生動物を捕獲して食べる狩猟採集民族でした。木の実や果物、魚介類、昆虫、そして獣の肉など、自然の恵みを食べ、米などの主食のない食事をしていました。**700万年という人類の歴史から見ても、日本人が農耕民族になってからの2300年とは、ほんのわずかです。つまり、私たち日本人は人類の歴史から見れば、膨大な歳月を「狩猟採集民族」として生きてきたことになります。**

動物の進化とは、膨大な歳月を送るなかで少しずつ整っていくものです。「日本人の体には米があう」とよくいいますが、むしろ私たちの体は、米などの炭水化物を、無駄なくエネルギーに転換できるほどのしくみを整えていないのです。

日本人が肉食を捨て、米を日常的に食べるようになった弊害は、健康にも大きな変化をもたらしました。

肉を食べなくなったために、体が必要とする必須アミノ酸を得られなくなりました。

また脂質が得られない食生活により、細胞膜の材料がたりず、細胞の弱体化が起こります。米などを食べる割合が大幅に増えたことで、糖質の摂取量が一気に増え、人体が欲している必須アミノ酸や脂質の摂取量が一気に減ったのです。

こうした栄養のアンバランスが、日本人の健康を著しくむしばみました。

感染症が蔓延すると、抵抗力のない体は持ちこたえることができなかったのです。

また、死因として脳出血が多かったのも、必須アミノ酸と脂質の不足によって脳血管がもろくなり、切れやすかったことを示しています。

農耕文化がもたらした栄養素のアンバランスの名残は、現代においても根強く残っています。

人体の主な成分比率はたんぱく質が約46%、脂質が約43%、ミネラルが約11%、糖質はわずか1%です。これに対し、私たちの食事の主な成分比率は、糖質が約68%、たんぱく質が約16%、脂質が約11%、ミネラルが約5%です。

人体の組成に対して、摂取している栄養素の比率がまったく適合していないのです。とくに50歳以降はとり過ぎると体によくない糖質が、日本人の食卓の7割を占めているのが現状なのです。

3 日本人の国民病「糖尿病」と「仏教」の歴史的な関係

支配者による「日本人の主食は米」という洗脳

欧州では農耕が始まったのちも、人は肉食を続けました。しかし、日本人は肉食を捨てます。なぜ日本人は「自分たちの体に米が必要なんだ」と思い込むようになったのでしょう。

その答えは、少年時代の「歴史」の授業にあります。

私たちの祖先が肉を食べなくなり、エネルギー摂取の大半を米に頼るようになったのには、実は「政治的な意図」がありました。

日本で農耕が本格的に始まったのは弥生時代です。当初は、縄文時代から受け継いだ食文化も続いており、狩猟採集も行われていました。

しかし、**階層社会が形成され、「支配する者」と「支配される者」の差が顕著になってくると、狩猟文化は衰退していきます。支配者が自らの富と権力を増大させるために、米の生産量を高めたいと考え始めたからです。**支配者は、民衆が狩猟にかける時間を農作業に充てさせたいと考えるようになったのです。

そんな折、日本に**仏教**が伝来しました。6世紀のことです。

大乗仏教では、肉食を禁じていました。権力を握る支配階級の者たちは、米を崇める一方で、動物を殺して肉を食べる行為を卑しいこととし、殺生を禁じたのです。

肉からエネルギーを得られないとなれば、代わりに米を食べないと、人は生きられなくなります。殺生禁止令は、民衆の米への執着心を高めるうえで、もってこいの政策だったのです。

私たちの祖先は、人類誕生以来、野生の生きた食べ物を得て、命をつないできました。木の実、果物、キノコなどの植物性のものばかりではなく、無数の昆虫も食べ、たんぱく源とすることができました。

動物の肉も食し、魚介類や海藻なども重要な栄養源としていました。野生の生活の中では、糖質を得る機会は極めて少なく、体は貴重な糖質を無駄にしないよう、あまった分は中性脂肪へと変え、脂肪組織に蓄えるよう、700万年かけて進化しました。

ところが、農耕社会に突入すると、短期間のうちに食生活が一変しました。主要なエネルギー源が、動物性たんぱく質から糖質へと移行してしまったのです。

私たち日本人は、自分たちの体には米こそ必要だと思い込んできました。しかし、糖質をエネルギーに変える機能は、いまだ十分に持ちあわせていないのが実際のところなのです。

このことは「日本人は遺伝的に糖尿病になりやすい民族」という実情にも表れています。40年間のうちに、糖尿病患者は日本では30～50倍も増えているのに対し、欧米では5～10倍と、日本より上昇率ははるかにゆるやかです。

かつて支配者が作った「米を主食とする食文化」は、今も私たちの食習慣に影響を及ぼしているのです。

4

「腹八分目」で確実にやせるための食べ方

人間には3種類のデブがいる

「いつやるの？　今でしょ！」

そんな名セリフで有名な林修さん（東進ハイスクール講師）が、あるときおもしろいことをいっていました。

デブには2種類あって、「グルメ・デブ」と「ジャンク・デブ」があるというのです。

「グルメ・デブ」とは、食への好奇心が旺盛で、おいしいものを食べ過ぎて太ってしまった人のこと。上手に料理しなければ、おいしく食べることができないのは、肉や魚介類などのたんぱく質主体の食品です。たんぱく質と脂質のとり過ぎでデブになってしまったタイプが「グルメ・デブ」だといえるでしょう。

かたや**「ジャンク・デブ」は、簡単に食べられるものを、おなかがいっぱいになるまで食べてしまう人のこと。**白いご飯は、ふりかけさえあれば何杯でも食べられます。テレビを見ながらスナック菓子をつっつけば、いつの間にか空っぽになっています。

ジャンク・デブは明らかに糖質のとり過ぎです。糖質中心の食生活を続けてデブになったタイプです。

グルメ・デブとジャンク・デブでは、ジャンク・デブのほうが肥満を解消しにくいものです。手軽なものを惰性で食べ続ける食癖をやめるのは、大変なことだからです。

実は私は、デブにはもう1種類あると考えています。

それは**「リッチテイスト・デブ」**。すなわち**濃い味つけを好むことによるデブ**です。

こんな実験があります。

空腹状態にしたサルに、いつもの4倍（400グラム）のふかしイモを与えました。

サルはガツガツとむさぼるように食べました。ところが、いつもの分量を食べると、それ以上は食べようとはしませんでした。

次に、同じように空腹状態にしたサルに、ハチミツとバターで味つけをしたふかしイモを400グラム与えました。すると、**400グラムを食べ終えても止まらずに、際限なくイモを食べ続けたのです。**

人間と野生動物は、同じように満腹中枢を持っています。それなのに人間は太り、野生動物は太りません。この理由を探るために、実験は行われました。

野生動物がふだん食べているのは、味つけのない、自然の食物です。**人工的な味つけのないものを食べている限り、満腹中枢は正常に働き、食べ過ぎることはありません。**

これに対し、人間が食べているのは、味つけされた料理です。

「甘味」「塩味」「油味」は、脳が大好きな味です。脳が満足するように人工的につくり出された調味料たっぷりの濃い味つけのものを食べていると、満腹中枢がかく乱されて、おなかがいっぱいになっても、食べ続けることができてしまうのです。

「肉を食べると太る」は偏見

「肉を食べると太る」というのは偏見です。肉は食べ過ぎない限り、太りません。

50歳を過ぎた体は、たんぱく質と脂質の需要量が増えるので、週2回ステーキを食べているくらいでは、肥満にはなりません。

ただし、腸の消化吸収能力を超えて食べれば、健康の害になります。これは、どんなにすばらしい食品であっても同じことです。肉だけの問題ではありません。

一つの食品を食べ過ぎて腸がオーバーワークになれば、腸内バランスが乱れ、悪玉菌優位の腸がつくられて免疫力が低下します。さまざまな食品をバランスよく食べることで、腸内細菌の多様性は守られ、免疫力が強化されるのです。

昔から「腹八分目」といいますが、これこそ健康寿命を延ばす必須条件です。

「腹八分目」で「ごちそうさま」するためには、濃い味つけを改めることです。薄めの味つけに変えて、素材の味を楽しむよう心がけるだけで、肥満の人も確実にやせられて、寿命をさらに延ばすことができるのです。

5

肉が持つ「幸せ物質」でうつ病が治る！

落ち込んだときは肉を食べなさい

私は、気分が落ち込んでいるときやリフレッシュしたいとき、積極的に肉を食べるようにしています。肉は、人の脳や気持ちに作用して、気分を上げることに役立つのです。その効果を見てみましょう。

うつ病になると、肉を食べることをすすめられます。

セロトニンやドーパミンなどの神経伝達物質は、肉などのたんぱく質に豊富に含まれる必須アミノ酸を原料としてつくられるからです。

「セロトニン」と「ドーパミン」は、2つあわせて「幸せ物質」と呼ばれます。脳内にて、きちんと分泌されていれば、人の幸福感は高まり気分も高揚しますが、分泌量が減ると気分が落ち込みやすくなるなど、人の感情を左右しています。

セロトニンには、歓喜や快楽を伝える働きがあり、物事が順調に行っているとき、とくにその力を発揮します。うつ病ととくに関係が強いとされるのは、セロトニンです。セロトニンが不足すると、キレやすくなったり、うつ状態になったりします。

一方のドーパミンは、気持ちを奮い立たせ、やる気を起こさせる働きがあります。脳を覚醒させ、興奮状態にするのです。

ドーパミンは別の名を「恋愛ホルモン」ともいいます。

恋愛初期、人はちょっとおかしな状態になります。みなさんも経験があるでしょう。恋愛中は、将来の幸せよりも、目先の快楽を優先してしまいます。恋をすると、ドーパミンが大量に分泌されるため、脳が興奮状態になり、冷静な判断力が失われるのです。

ただし、恋愛中のドーパミンが分泌されるのは、だいたい3年間ほどです。ドーパミンが切れてくると、「どうしてこんな人を好きになったんだろう」と冷静な自分が戻ってきます。「ドーパミンの切れ目が縁の切れ目」となるのを防ぐには、肉を食べてドーパミンの分泌量が激減しないようにしつつ、相手を思いやり、恋から愛へと発展させる必要が出てくるというわけです。

「幸せな気持ち」は腸がつくる

ただし、残念ながら肉を食べているだけではセロトニンとドーパミンは増やせません。腸内環境が良好に整えられていることが、肉から「幸せ物質」を増やす大前提です。「幸せ物質」がつくられるには、腸内細菌の働きが不可欠だからです。

セロトニンは、たんぱく質から必須アミノ酸の「トリプトファン」が分解され、そこから「5－ヒドロキシトリプトファン（5－HTP）」という前駆体がつくられます。ドーパミンは、同じくたんぱく質から必須アミノ酸の「フェニルアラニン」が分解され、「チロシン」という物質になり、これが水酸化して「L－ドーパ」という前駆体になります。

これらの分解と合成には、ビタミン類が必要です。

たとえば、たんぱく質の分解にはビタミンCが必要ですし、セロトニンの前駆体が合成されるまでには、葉酸やビタミンB_6が不可欠です。

動物はビタミン類を食物から得なくても、自分の体内でつくり出せますが、私たち人間は、自分の体内では一部のビタミン類を除いて、ビタミンを合成できません。人間は、ビタミン類を豊富に含む食物を日常的に食べられる環境にあったため、進化の過程で、これらのビタミンを合成する能力を失ったのでしょう。

では私たち人間はどうやってビタミン類をとり入れればよいのでしょう。

実はこのビタミン類を作ってくれるのが、腸内細菌なのです。

近年、現代人のビタミン不足が叫ばれ、多くのサプリメントが販売されています。

しかし、いくらサプリメントを飲んだところで、腸内細菌がバランスよく腸に棲んでいなければなんの意味もなさず、消化管をスルーして排泄されてしまうだけです。

一方、**色とりどりの野菜を食べればビタミン類の合成力が高まります。野菜にはビタミンだけでなく、腸内細菌のエサとなる食物繊維が含まれているからです。**

バランスのよい腸を築いたうえで肉を食べると、「幸せ物質」の分泌量が増え、幸せの感受性が高まります。「幸せな気持ち」は、腸がつくっているのです。

6 コンビニ弁当が「腸内細菌」を殺す

「生活習慣病」を引き起こす張本人

現代において、「生活習慣病」の原因として必ず語られるのが「食の欧米化」です。

そして、その象徴として扱われるのが、肉でしょう。

しかし、肉食は最近になって始まったことではありません。私たち人類の祖先が250万年間もの長きにわたって食べてきた食材なのです。

「食の欧米化」を語るときに、私が気になってならないのは、**食品添加物**のほうです。

日本人がこれほど大量の食品添加物を摂るようになったのは、ここ40年程度にすぎません。肉食の歴史に対し、ほんのわずかな期間です。これほど短期間のうちに、私たち人間は、大量の食品添加物を腸に入れるようになりました。

私は「病名はわかるけれども治らない病気」になる人が増えている原因の一端は、**食品添加物と糖質のとり過ぎ**にあると考えています。なぜなら、いずれも活性酸素を大量に発生させる物質だからです。

それではなぜ、食品添加物が活性酸素を発生させてしまうのでしょうか。

化学物質からできた食品添加物は、体にとって未知の物質です。1万年前の昔にはなかった未知のものが体に入ってくると、腸では活性酸素が大量に発生します。

活性酸素の大量発生は、腸内細菌を殺してしまうだけでなく、腸内バランスを乱し、免疫力を低下させてしまいます。つまり、**食品添加物にまみれた食品を日常的に食べているると免疫力が落ち、病気になりやすい体になってしまうのです。**

食品添加物は、2つのタイプにわけられます。

一つは、石油製品などから化学的につくり出された「**合成添加物**」、もう一つは自然界にある植物や昆虫などからつくり出された「**天然添加物**」です。

現在、合成添加物も天然添加物も、厚生労働大臣が安全性を認めたものであり、危険性がないとしてどちらも「指定添加物」と分類されるようになっています。

しかし、自然界に存在しない、化学合成された物質が人体にとって本当に無害だといえるでしょうか。石油を原料としてつくられるプラスチックは、土の中に埋めておいてもなくなりません。土壌菌が分解できないからです。

合成添加物には、石油からつくられるものがたくさんあります。

無数の細菌が棲みつく腸は、人体の中の「土壌」です。多様な腸内細菌によって発酵作業が行われ、栄養素が分解・吸収されていきます。自然界の細菌と腸内の細菌は、共通しています。つまり、**自然界で分解できないものは、腸内でも分解できないのです。**

大便が弱々しいなら注意！

コンビニ弁当やスナック菓子、安価なスイーツ、ソーセージやハムなどの加工品を日常的に食べている人は、ぜひご自身の大便をチェックしてみてください。

保存料を含む食品を日常的に食べている人の大便は、決まって量が少なく、貧弱です。

大便は、腸の健康状態を表しています。人の大便の約3分の1は、腸内細菌やその死骸です。大便が小さいということは、腸内細菌の数も種類も貧弱であることを表しています。

そうはいっても、現代の日本において、食品添加物をまったく口にせずに生活するのは至難の業です。

人体にはもともと、体内に入り込んできた有害物質を無毒化して、排泄する解毒機能が備わっています。腸が体内への吸収を認めなかったものは、食物繊維にからめとられて大便となって排泄されます。

ただし、この無毒化作業も量によります。**有毒物質が毎日、大量に入ってくれば、腸も排除しきれなくなります。**食品添加物の排除にストレスを感じるほど気にする必要はありませんが、過剰な摂取は控えましょう。

加工食品を購入する際には、パッケージ裏側のラベルを見て、食品添加物の数をチェックするとよいでしょう。量の記載はありませんが、何が入っているのかはわかります。

菓子類やハム・ソーセージなどの加工食品のように、多数の添加物が混入しているものを選ばないことは、腸の健康を守るためにとても大事なことなのです。

7 野生の動物と「家畜」を隔てる遺伝子

イヌとオオカミは何が違う？

イヌはオオカミを家畜化した動物です。

なぜ、野生のオオカミはイヌになり、人が飼いならせるペットへと変わってきたのか、考えたことはありますか。

実は、オオカミがイヌになったのは、糖質を分解する能力を得たからだという研究報告がなされています。

2013年の「ネイチャー」誌に発表された説によれば、イヌは糖質を消化するための遺伝子を保有しており、それがオオカミとの違いを生んだと言及されています。この興味深い研究を行ったのは、スウェーデンのウプサラ大学の遺伝学者、シャスティン・リンドブラッド＝トー教授の研究グループです。

野生のオオカミと、家畜のイヌ。
2つを隔てるものは、糖質を消化する遺伝子だったのです。

イヌが出現したのは、オオカミが人間の居住する場所までやってきて、残飯をあさり始めたことがきっかけともいわれていますが、明確な経緯はわかっていません。しかし、オオカミが糖質を分解できる遺伝子を持ったことが、オオカミとイヌとの進化を分岐させる起因となったというのは、たしかなことのようです。

人類の生活は、農耕社会の構築によって、よくも悪くも変わりました。
私たち日本人は、本来は狩猟採集民族だったのが、新たに農耕民族になりました。それによって肉などのたんぱく質の摂取量が著しく減り、かわりに糖質の摂取量が増大しました。

糖質の過剰摂取がオオカミをイヌへと家畜化したように、人間も文明によって家畜化

されてはいないでしょうか。

この現象は、ここ40年で顕著になっているように感じます。

私たちの身の回りには、米や小麦などの炭水化物や、砂糖、ジャガイモなどを使った糖質づくしのコンビニ食やファストフードであふれています。砂糖と小麦をたっぷり使ったスイーツは、糖質の重ね食いのようなものです。

エサの食生活になっていませんか？

炭水化物や砂糖は、安価であるため、それを使った加工食品もまた安価で購入できます。封を切るだけ、フタを開けるだけ、電子レンジでチンするだけの手間いらずの食品は、まるで文明社会が与えてくれる、人類のエサのように感じられてならないのです。

私たち現代人は、農耕のおかげで、豊かで近代的な暮らしを享受できるようになりました。ありがたいことだと、私も思っています。

しかし、便利で快適な生活は、同時に時間に追われる生活をもたらしました。そのことによって食事はないがしろにされ、健康に害を及ぼしているのもまた現実なのです。

「便利・快適・清潔・安定」だけを一方的に求め、効率をひたすら願う社会では、「人間らしい」生き方ができなくなります。人類が自らつくりあげた文明に規制されて、いつの間にか立場が逆転し、**文明に飼い慣らされている状態**になってしまうのです。

私はこの状態を**「人類の家畜化現象」**と呼び、数十年にわたって警鐘を鳴らし続けてきました。

私は、窮屈な日本社会で人生を謳歌するために必要なのは、**自分の中の野生性を取り戻すこと**だと考えています。

そのためにも、まず食べ物を改めることです。文明から与えられるエサのような食事を改め、生命を丸ごといただくような食生活に変えることです。決して難しいことではありません。炭水化物やお菓子の量を減らし、肉や魚、野菜、果物など生きた食べ物を新鮮なうちにいただくようにすればよいだけです。

その意味で、肉の原形がよくわかるステーキは、まさに人間の本能を呼び覚ます食べ物なのです。

第4章

薬いらずの体になる！
「肉」を健康に活かす食べ方⑦カ条

1カ条

週に2回、「肉の日」を決める

「今日は肉をガッツリ食べよう！」

思う存分肉を楽しむためには、まず**「肉の日」**を決めてみてはいかがでしょうか。

人は、遠い未来の偉大な夢を求めるより、近い将来のささやかな喜びを積み重ねていったほうが、幸福感を得やすいものです。日々の小さな幸せの積み重ねが、人生を幸福で彩ります。

「おいしい」という感情は、人の心を温め、生きる喜びにつながっていきます。

とはいえ、いつもおいしいものばかり食べていては腸も疲れます。健康的にも経済的にも大変です。

ですから、50歳を過ぎたら、週に2回だけ、「肉の日」をつくって、その日だけは奮発してはいかがでしょう。

ステーキを焼くときには、味が濃くなり過ぎないよう気をつけましょう。味が濃くなると、脳の満腹中枢がマヒして、いくらでも食べたくなってしまいます。素材の味を楽しみながら、ゆっくりと一口一口、噛みしめて食べたいものです。

長寿には、噛むことがとても大事です。

唾液の中には、抗酸化物質が含まれています。万が一、肉の中に抗生物質など体によくないものが含まれていたとしても、噛めば噛むほど食べ物と唾液が混ざりあい、活性酸素が発生するのを防げます。また、**よく噛んで食べていると、脳の刺激となって記憶力が高まり、認知症予防にもなります。**

「肉の日」以外の残りの5日は、腸を思いやった食事にしましょう。

私は夏でもよく鍋を食べます。お気に入りは、豆乳鍋です。豆乳には、活性酸素を無毒化してくれる抗酸化物質がたっぷり含まれています。乳酸菌たっぷりのキムチ鍋や麹《こうじ》菌たっぷりの味噌鍋もおすすめです。

2
カ条

肉はかならず野菜と一緒に食べなさい

日本で大腸がんが増加している本当の理由

今、日本では**大腸がん**や**乳がん**が増加しています。

その原因として、肉の食べ過ぎがあげられています。たしかに、肉を「食べ過ぎる」と、腸内で悪玉菌が異常に増えてしまい、毒素が発生します。ただし、**がんの増加は、肉の食べ過ぎだけに原因があるのではなく、日本人の野菜の摂取量が減ってきていることの影響のほうが、はるかに甚大**であるはずです。

アメリカでは1991年より、「毎日5皿以上の野菜と果物をとれば、がん、心臓病、高血圧、糖尿病などの生活習慣病が低減できる」という「5 A DAY」運動が官民一体で行われています。その結果、アメリカ人の一人当たりの野菜摂取量が増え、1995年には日本人を上回りました。そしてこの年、がんの死亡率も日米で逆転したのです。現在、アメリカ人は日本人の約1・2倍もの野菜を食べ、がんの死亡率も低くなっています。

野菜に多く含まれる食物繊維は、腸内細菌の大好物です。

野菜の摂取量が減ったということは、腸内細菌のエサとなる食物繊維の摂取量も減っているということです。エサが減れば、腸内細菌は増えることができません。腸内細菌が減ると、必然的に免疫力は下がります。それによって、「病名はわかるけれども治らない病気」にかかりやすくなってしまっているのです。

大腸菌などの悪玉菌は、食物繊維をエサにしていると異常繁殖せず、悪さもしないことはお話ししました。また肉などの高脂肪食をとっていても、一緒に食物繊維を豊富にとれば、糞便中の悪玉菌とその毒素の量が減少するというデータも報告されています。

肉の健康効果を享受しながら、免疫力を落とさず、がんを防ぐためには、野菜を一緒に食べることが重要なのです。

3
カ条

「ガーリック」で焼くと若返り効果倍増！

色のついた野菜類、ニンニク、キノコで老化を防ぐ

若々しい体を保つために、肉と一緒にさらに**「若返り食材」**をとっておけば万全でしょう。では、「若返り食材」とは、どんな食べものでしょうか。

私たちの保有する免疫システムの重要な仕事の一つに「老化予防」があります。新陳代謝を活発にして、機能低下や細胞組織の老化を防ぐ働きです。つまり、免疫を向上させる食材は、若返りをうながす食材でもあるというわけです。

免疫を高める食材には、野菜類や豆類、果物などが知られています。

これらの食材の中で、若さを保つうえでとくに重要なのは、**赤や黄、緑、紫など色のついた野菜類や果物、ニンニクやネギ、柑橘《かんきつ》類などの香りの強い食材、それにキノコ類**です。

これらは強力な抗酸化作用も持ちます。活性酸素の害に常にさらされている現代日本人にとって、活性酸素を無毒化する抗酸化作用のある食材は、心強い味方です。

とくに、私がおすすめしたいのは、ニンニクとキャベツです。

アメリカ国立がん研究所のつくった「デザイナーフーズ・ピラミッド」は、がん予防効果の高い食品を頂点から順々に並べた表です。この頂点に君臨するのが、ニンニク。次がキャベツなのです。

ステーキをガーリックと一緒に焼くのは、香りをよくするだけでなく、がんを防ぎ、若返りをうながす効果もあったのです。

また、焼き肉店にいくと、キャベツがお通しで出てくることがあります。これもとてもよいことです。肉を食べるまえにキャベツを食べて、腸を整えておくと、肉を食べたあとの胃もたれを抑えることもできます。

私は、ふだんの食事においても、食事前に小さなお皿いっぱいのキャベツを食べるよう、おすすめしています。**キャベツは、腸内細菌の大好物である食物繊維もたっぷり含み、腸の若返りにも最高の食材なのです。**

免疫力を高め、抗酸化作用が強い食材は、他に**発酵食品**があります。

とくに**納豆**は若さを保つうえで大変効果的です。納豆には骨粗しょう症を予防するイソフラボンや中性脂肪を減らすレシチンの他、カルシウムの吸収をうながすビタミンKなどが含まれています。

私は、研究室の隣の定食屋さんで昼食をとるのですが、納豆とオクラとヤマイモを和えた「ネバネバ3兄弟」をよく食べます。ネバネバする食材には、腸内細菌が大好きな水溶性の食物繊維がたっぷり含まれているため、腸の若返り効果が抜群の料理なのです。

味噌も若返り効果の高い食材です。味噌には、麹菌や乳酸菌がたっぷり含まれていて腸内細菌の活性化に効果的ですし、強力ながん予防効果を持っています。また、抗酸化作用が強いことでも知られています。

キャベツに味噌をつけて食べるのは、若返りを目指した最高の組み合わせというわけです。

4カ条 「野菜↓肉↓ご飯」の順番で食べなさい

ステーキにあわせるのはブロッコリー、キノコ、クレソン

肉を食べるときには、ご飯やパンを一緒に食べないことを心がけてください。とくに白く精製されたものはいけません。白米や小麦には、血糖値を急激にあげる作用があります。血糖値が高いところにたんぱく質が入ってくると、体組織の「糖化」が急速に進みます。糖化は、体を老いさせる深刻な要因です。

外食すると、ステーキのつけあわせとして、ジャガイモやニンジン、コーンなどがお皿にのってきますが、これはおすすめできません。ジャガイモ、ニンジン、コーンなどは糖質を多く含む食材だからです。

ステーキに合わせるならば、ブロッコリーやキノコ類、クレソン、パセリ、ナス、トマトなど、糖質の少なく、抗酸化作用の強い野菜がふさわしいでしょう。

ただし、どうしても主食や糖質を含む野菜などを一緒に食べたいときは、食べる順番を工夫してみてください。

「野菜」↓「脂質を豊富に含む料理」↓「糖質を豊富に含む料理」という順番です。

野菜をまず食べておくと、食物繊維が腸に届けられます。

食べる量は、だいたい4~6口ほどでよいでしょう。食物繊維を先に腸に入れておくと、次に肉など高脂肪の食品が入ってきても、脂質を過剰に吸収せずにすみます。

そのあとで、主食など糖質を含む食品を食べます。先に、腸に食物繊維がたっぷりと届いていると、血糖値の上昇をおだやかにしてくれます。

果物を食べたいときも、食後のデザートに少量だけをおすすめします。色や香りの強い果物には、強力な抗酸化作用があるのですが、果糖も多く含みます。果糖は、中性脂肪として体に蓄えられやすい糖質です。果物のメリットを効果的に摂取するためにも、少量だけいただくようにするとよいのです。

5カ条

オリーブオイルの効果を知っていますか？

ポリフェノールとビタミンEを効果的に摂る方法

ステーキを焼くときには、油にもこだわってください。

おすすめは、**オリーブオイル**です。

オリーブオイルには抗酸化成分である、ポリフェノールやビタミンEがたっぷり含まれています。

ポリフェノールは、長寿への効果を期待できる成分として、世界の研究者が注目をしている栄養素の一つです。ポリフェノールを日常的に摂取しておくと、抗酸化作用が高まるため動脈硬化や脳梗塞を予防でき、体内環境を整えるホルモン促進作用が向上するとされています。

また、**ビタミンEは、細胞膜の酸化を防ぎ、老化防止に働く栄養素**です。

つまり、オリーブオイルは、アンチエイジング（抗加齢）には最適な油といえるのです。アメリカ食品医薬品局（ＦＤＡ）では、糖尿病からくる動脈硬化症の改善にオリーブオイルが有効だと認めています。

オリーブオイルがよいのは、酸化しにくいことです。多くの植物油は酸化しやすい性質を持っています。酸化したものを体に入れると、体内の細胞を傷つけます。オリーブオイルの脂肪酸は、約80％がオレイン酸で構成されています。このオレイン酸は酸化しにくい性質を持っていることで有名です。

紀元前３５００年前というはるか昔から、オリーブオイルを食べていた地中海の人たちは、高脂肪食をよくとっていますが、動脈硬化や心疾患が少ないと知られています。

オリーブオイルにもいろいろな種類があります。とくにおすすめなのは、低温圧搾の**エキストラバージンオリーブオイル**（酸度0.8％以下）です。

蒸気や溶剤などを利用して精製されたオリーブオイルでは、抗酸化成分や有効成分が取り除かれてしまっています。

また、エキストラバージンオリーブオイルは、保湿効果が高いことでも知られていますす。腸に入ると腸を温めてくれますし、排便効果も高まり、腸内環境を整えてくれるでしょう。

さらに油の種類でも注意が必要です。

現代日本人は、オメガ6不飽和脂肪酸の摂取量が増え、オメガ3不飽和脂肪酸の摂取量が減っているというアンバランスを起こしています。うつ病増加の原因は、オメガ6不飽和脂肪酸のとり過ぎにあるともいわれているのです。

オメガ6不飽和脂肪酸は、リノール酸を豊富に含む油で、コーン油、ゴマ油、大豆油、ベニバナ油、マーガリンなどです。日常的に使う油ですが、なるべく摂取を控えるとよいでしょう。

反対に、**オメガ3不飽和脂肪酸**は、α－リノレン酸やDHA、EPAを含む油で、亜麻仁油、しそ油、えごま油、魚類の脂に豊富です。オメガ3不飽和脂肪酸は酸化しやすいため、火にかけずに食べると効果的に摂取できます。

6カ条

長寿のための水は「硬水」？　「軟水」？

1　％のカルシウムが動脈硬化を防ぐ

ステーキに適した水は、カルシウムやマグネシウムを豊富に含む硬水です。

肉料理には「硬水」がよくあいます。常温で飲めば体を冷やさずにすみますが、硬水特有の味わいを感じて飲みにくいと感じる人も多いでしょう。その場合には、冷蔵庫で、ほどよく冷やして飲んでください。

とくに中性脂肪や運搬コレステロール値（ＬＤＬ）が高く、脳梗塞や心筋梗塞が心配される人は硬水を飲むとよいでしょう。

水に含まれるカルシウムは、人体にとてもよい働きをしてくれます。

カルシウムというと、骨や歯を形成するミネラルと知られています。しかし、**人体の全カルシウムのうち、1%は筋肉や神経、血液などの体液に存在しています。このわずか1%のカルシウムが、人間の生命活動を営むうえでとても重要なのです。**

実は、この1%のカルシウムは、心臓が正常に働くように支え、筋肉の収縮をうながし、酸素の活動力を高め、血液の凝固を高めるなど、多くの働きを担っています。これによって体内環境が整うとともに、動脈硬化を防ぐ重要な役割も果たしているのです。血液などに含まれる1%のカルシウムを減らしてはいけないのです。

世界には**「長寿の水」**と呼ばれる水がいくつか存在します。

その水を昔から飲んできた地域の人たちは、健康寿命が長いことで知られています。たとえば、南フランスの「ルルドの水」、ドイツ北部の「ノルデナウの水」、ヒマラヤ山麓の「フンザの水」、エクアドルの赤道直下に位置する「ビルカバンバの水」、メキシコ北部の「トラコテの水」などはみな、ミネラルを豊富に含有し、とくにカルシウムが多い水なのです。

日本も世界で随一の長寿国ですが、日本の水は一般的に軟水で、カルシウムをほとんど含みません。それでも、長寿者が多いのは、食事の中からカルシウムを豊富に摂取できる食文化があるからです。小魚や海藻類、青菜の野菜には、カルシウムが豊富に含まれているため、伝統的な日本食を食べていれば、カルシウム不足を心配する必要はありません。

ところが、肉にはカルシウムがほとんど含まれません。私が、ステーキと一緒に硬水を飲むとよいというのは、そのためです。

「カルシウム補給に、硬水がよい」というと、決まって「牛乳でもよいですか」と尋ねてくる人がいます。日本人の多くは、牛乳中の乳糖を消化する酵素が少なく、飲むと下痢をします。体質的に牛乳を飲める人でも、牛乳中のカルシウムを100％吸収できるわけではありません。

硬水に含まれるカルシウムは、イオン化されていて粒子が細かいため、体内にほぼ100％吸収されます。硬水はカルシウム補給に効率がよいのです。

なお、硬水はミネラルが多いぶん、体にかける負担も大きくなります。就寝前や腎臓に病気を抱えている人、闘病中で体力が低下している人に硬水は不向きです。

7カ条 食べるときは大好きな人と談笑しながら

長寿の秘訣は「すてきな女性」との食事

私はある医療総合会社の社外取締役をしていますが、その医療団のトップを長い間担っていたのが聖路加国際病院理事長であった故・日野原重明先生です。

日野原先生は100歳を過ぎてもなお医者として現役を貫かれていたことでも有名です。

日野原先生の食事を拝見すると、野菜、豆類、魚類をきちんととられ、ヨーグルトも食べておられました。

そして、**必ず食べていらっしゃったのが、週2回のステーキ**です。

日野原先生がステーキを食べられたのは、決まって素敵なレストランでした。

しかも、かわいらしくてすてきな女性たちをいつも連れて行かれます。

「たまには、私も同席させてください」

とお願いするのですが、

「だめだ。藤田と行くと免疫が下がる」

といってお仲間には入れてもらえません。

これこそ、**日野原先生の長寿の秘訣の一つ**だったのだと思います。

素敵な雰囲気の中、良質な食事を大好きな人と楽しみながらする。まさに免疫を高める長寿の食卓です。すてきなレストランできれいな女性と楽しくステーキを食べるのも、そこに私をまぜてくれないのも、免疫を高めるためには、理にかなった食事法なのです。


人体の脂肪細胞には、**「白色脂肪細胞」**と**「褐色脂肪細胞」**があります。

脂肪細胞とは脂肪の蓄積や合成、分解などを行う細胞です。このうち「白色脂肪細胞」は、脂肪を蓄える働きを持つ細胞です。脂肪を蓄えると数倍にも膨らみ、それでも蓄えきれないほどの脂肪が入ってくると、細胞を分裂させて数を増やしていきます。肥満の原因となる細胞です。

一方、**「褐色脂肪細胞」は、脂肪を燃焼させる働きを持ち、運動などしなくても脂肪を燃やし、肥満を解消してくれる細胞です。**

肥満の体は活性酸素を充満させた状態になっています。太り過ぎの人ほど、命を縮めやすいのは、活性酸素の影響が強く、免疫を落としやすいからです。

ですから、50歳を過ぎたら、適正値まで体重を落とすことが大事になってきます。そのためには、褐色脂肪細胞を刺激して、脂肪を効率よく燃焼させるのが得策です。

「楽しい」と感じると脂肪が燃える

ではどうするとよいかというと、**褐色脂肪細胞を「快」という感覚刺激で刺激すればよいのです。**

「おいしい」「いい香り」「楽しい」「嬉しい」などという感覚の中で食事をすると、本来、その食品が持つ熱量以上に体温が上昇することが観察されます。褐色脂肪細胞が刺激されて活性化し、脂肪を燃焼させているのです。

ふだんの食事でも、楽しい雰囲気の中で食べることが大事ですが、ステーキなどの高脂肪食をとるときには、なおのこと褐色脂肪細胞を刺激しながら食べるとよいのです。**褐色脂肪細胞をしっかり刺激すれば、腸に入った脂肪が体に蓄えられることなく、効率よく消費されていきます。**

褐色脂肪細胞を刺激できれば、めんどうなカロリー計算など必要ありません。カロリー計算という算数が入ってくると、食事が勉強のようになり、とたんに楽しくなくなってしまいます。カロリー計算では、白色脂肪細胞を活性化させるだけで、かえって脂肪が蓄えられてしまうのです。

食事はおいしく楽しく談笑しながら行ってこそ、健康によい働きをするのです。

第5章

健康寿命を延ばす！
「腸」から元気になる生活習慣⑦カ条

1カ条

食事は体内時計に合わせる

食べる時間を変えるだけで太りにくくなる

健康寿命を延ばす習慣でとても大事なのは、食事をする「時間」です。

夜9時を過ぎたら、何も食べないようにしましょう。たとえ「肉の日」と決めていた日であっても、夜9時を過ぎたら諦めることです。

9時というのには理由があります。

私たちの体内時計は、BMAL1（ビーマルワン）というたんぱく質が調整していることがわかっています。このたんぱく質は、脂肪の吸収を調整する働きもあります。

ＢＭＡＬ1は、夜9時から深夜2時頃までに分泌量がピークに達します。ですから、この時間帯に脂肪分の多い食品を食べると、体に脂肪が蓄えられやすくなるのです。

一方、分泌量が最も少なくなるのは、午後3時頃です。この時間帯は、夜9時以降のピーク時に対して1割ほどに減っています。もしも、脂肪分の多いスイーツを食べたくなったときには、午後3時くらいに食べるとよいでしょう。

「夜9時以降に食べると太る」「午後3時におやつを食べる」という習慣は、意味があったのです。

夜9時以降に食事をしないのは、熟睡を得るためにも大事です。

若返りの働きを持つ成長ホルモンは、睡眠中に分泌されます。分泌量が多くなるのは、夜10時頃から深夜2時頃で、ピークは深夜0時から1時頃とされています。ですから、この時間帯はできるだけ就寝しておいたほうがよいのです。

また、性ホルモンも熟睡中に分泌されます。熟睡を得ることは、若々しさを保つためには不可欠な要素なのです。

ところが、食べてすぐ寝てしまうと、快眠を得られなくなってしまいます。

胃腸が消化吸収のために働き続けなければならないからです。**腸と脳は連動していますから、腸が働き続けていれば、脳もゆっくりと休息をとることができないのです。とくに糖質を多く含む食事は、夜は禁忌です。ブドウ糖は脳へと直行するからです。**

仕事の関係で、夕食がどうしても9時を回ってしまう、という人も多いと思います。食べずに眠ってしまったほうが体のためです。私も帰宅が遅くなってしまった夜は、なるべく食べずに寝てしまいます。せめて睡眠中くらい、腸もゆっくりと休ませてあげたいと思うからです。

「それではお腹が減って眠れない」というのならば、湯豆腐など、糖質を含まず、腸に優しく、体を温める効果のあるものを食べましょう。睡眠は、高かった体温が下がるタイミングで寝つきがよくなり、深く眠れるものです。ですから、夜はとくに体を温める食事を意識するとよいのです。

2カ条

「グ～ッ」と鳴ってから食べる

「食事は1日3回」がよいわけではない

あなたは健康にはどちらがよいと思いますか？

①**「生活リズムを整えるために、食事は1日3回、なるべく決まった時間にする」**

②**「若返りや腸の健康のために、食事の回数を減らす。あるいは、プチ断食をする」**

前者はオーソドックスな健康情報で、後者は最近クローズアップされている健康情報です。

腸にとっては、どちらも正しくありません。

正しい答えは、

「腸の声を聞いて食事をするのが、健康にいちばんよい」

ということです。

腸は、病気から心身を守る最大の免疫器官です。腸が元気になる食事をしてあげれば、免疫力は向上して医薬が遠ざかります。反対に、腸への負担が大きな食事をしていると、免疫力が低下して、病気になりやすい体になってしまいます。

腸は、私たちにいつも語りかけてきています。

おなかが「グ～ッ」と鳴るのも、その一つです。

胃腸が前回の消化吸収の作業を終えると、おなかが「グ～ッ」と鳴ります。これは「次の食べ物が欲しい」という腸からの合図です。前回の食べ物の消化吸収作業を終え、次の受け入れ態勢が準備万端、整ったという合図を聞いてから食事をするのが、健康長寿のための食べ方です。

たしかに、生活リズムを整えることは体内リズムを正常に働かせることであり、健康に大事なことです。しかし、腸の受け入れ態勢が整っていないのに、食べ物を流し込んでは、腸が疲れてしまいます。腸が疲弊すれば腸内バランスが乱れ、免疫を落とすことにつながっていきます。

次の食事の時間までにおなかを「グ〜ッ」と鳴らせるには、腹八分目に食べることです。1回の食事でお腹がはちきれそうになるまで食べては、腸を疲れさせてしまいます。腹八分目に食べることは、腸を元気に働かせながら、生体リズムを整える唯一の方法なのです。

「断食」しなくてもデトックスはできる

一方、最近、プチ断食や1日1食などという健康法もよくみかけます。腸が「グ〜ッ」と鳴っているのに、食べ物を入れてあげないのも不自然なことです。脳で健康を考えると、決まって腸にとって不自然なことを強いることになります。

「断食をすると、腸内の有害物質が体外に排出され、きれいになる」という人がいます。しかし、**断食などしなくても、毎日、食物繊維をしっかり摂り、最高の大便を出していれば、腸内に有害物質がたまることはありません。排便こそ、人体最高のデトックス(毒出し)なのです。**何も食べないことがデトックスになるわけではありません。

断食は腸にとって負担の大きい行為です。断食をすると腸管が一時的に使われなくなるため、腸の粘膜が急速に萎縮します。栄養素の吸収に働く絨毛《じゅうもう》も萎縮し、腸での粘液物質が減少して、腸管の働きが悪くなってしまうのです。腸管の働きが低下すれば、必然的に悪玉菌優勢の腸ができあがります。こうなると、太りやすい腸がつくられることになります。

ただし、前の食事で食べ過ぎてしまい、次の食事時間までに「グ~ッ」と鳴らないのならば、腸のために1食抜くのは、よいことです。これは、腸を思いやっての調整であり、プチ断食などとは違います。

腸が人体の免疫の大半を築いているのであり、健康の要は腸です。腸の声を聞いて、腸が望んでいる食事をしてあげることが、健康寿命を延ばすには不可欠です。

3カ条 「息が上がる運動」は控える

介護いらずの体をつくる方法

日本は世界有数の長寿国です。ところが、**日本人の「健康寿命」は長くありません。**

健康寿命とは、介護の期間や、病気のために日常生活に支障が出る期間を除いた時間のことです。平成25年の統計では、日本人男性の健康寿命は71・19歳、女性は74・21歳でした。同じ年の平均寿命は、男性が80・21歳、女性が86・61歳ですから、亡くなる前の10年前後は不健康期間を過ごしているのです。

しかも、日本男性の肥満率は、2006年で29％にもなりました。およそ3人に1人が肥満の時代なのです。また、この40年間で心筋梗塞による死亡が、日本では1・6倍も増えています。

なぜ、日本人の不健康は、こんなにも広がってしまったのでしょうか。

その一因は、**運動不足**にあります。

「1回30分以上の運動を週に2回以上、1年以上継続している人」を国民健康・栄養調査では「運動習慣あり」と分類しています。この基準に当てはめると、運動習慣を持っている人は国民の3人に1人です。

また、「週に1時間、汗ばむ程度の運動をすれば生活習慣病を予防できる」というデータもあります。

健康増進のために必要な運動とは、「ほどほどの運動」です。運動不足を実感している人は、まずは歩くことから始めてみてはいかがでしょう。

とくに、50歳を過ぎた人は「ゼイゼイ」と息が上がり、翌日に疲れを残すような激しい運動は、必要ありません。**あまりにもきつく激しい運動をしてしまうと、逆に体を痛めつけてストレスとなり、活性酸素が体内に増え、かえって不健康になります。**「ほどほどの運動」とは、安静時より心拍数が1・5倍増える運動です。ウォーキングや早歩き、ストレッチなど、20〜30分間続ける程度で十分なのです。

4カ条 「露天風呂での深呼吸」はがん予防になる

温泉でミトコンドリアエンジンを活性化！

私は週に1回、近所の温泉施設に行くことを数十年続けています。

最近は、都会にもとてもよい温泉施設が増えてきました。地方に旅行しなくても、日常生活の中で温泉を楽しめるようになっています。これは心身のとてもよいリフレッシュになります。

50歳くらいになると、エネルギー生成のためのメインエンジンを、ミトコンドリア系に移行した方がよいということはお話ししました。**ミトコンドリアエンジンは、「高体温」「高酸素」「低糖質」でよく動きます。**毎日のお風呂でしっかりと体を温め、さらに週1回の温泉でじっくりと体温を上げることは、ミトコンドリアエンジンをスムーズに動かすために重要です。

一方、解糖エンジンは「低体温」「低酸素」「高糖質」の体内環境にて活性化します。

いずれかの状態に体を置くと、解糖エンジンがミトコンドリアエンジンの活動の邪魔をし、高血糖値になったり活性酸素が発生しやすくなります。こうなっては、体にとってよいことは何もありません。

また、**がん細胞は、解糖エンジンでエネルギーを得ているので、「高体温」「高酸素」「低糖質」の体内環境では増殖できません。**

入浴で体をしっかり温めることは、がん予防においても必要不可欠なことなのです。

私は温泉に行ったら、内風呂にじっくりと入ります。

体が十分に温まったら、次に露天風呂へ行きます。露天風呂では、心身がリフレッシュしてくるまで、深呼吸を繰り返します。こうすれば一度に「高体温」「高酸素」という2つの好環境が整ってきます。これにより、がん細胞の増殖を防げます。

次に露天風呂の端で、腹筋運動をします。タオル1枚で運動しているのを見られるのは恥ずかしいので、誰もいないときだけにしていますが、とてもよい運動になります。

5カ条 男女のときめきこそが最高の若返

性ホルモンは「枯らさず・増やさず」

若々しさと健康長寿を叶えてくれるのは、性ホルモンの分泌量を減らさないことだとお話ししました。

性ホルモンは、「食事」「睡眠」「運動」のバランスが整うと、スムーズに分泌されるようになります。体に若々しさやエネルギッシュさを感じるようになってきたら、性ホルモンがスムーズに分泌されるようになってきた証です。

こうなったら、次は性ホルモンを使うことを考えましょう。

人間の体は、血液やリンパ液、ホルモンなどが各部をめぐって、健康を維持しています。その流れをせき止めたりせず、スムーズに流し続けることが、若々しく健康であり続ける秘訣です。とくに**性ホルモンを健康長寿に生かすには、「枯らさず・増やさず」が重要です。**

性ホルモンを使うのは、なんといっても男女の交流でしょう。何歳になっても、人は心にときめきを持ち続けられるものです。

心にときめきを忘れない人は、年齢に関係なく、心が青春を生きています。

ときに20歳の青年よりも60歳の人に青春がある。
年を重ねただけで人は老いない。
理想を失うとき、はじめて人は老いる。

サミュエル・ウルマンの『青春』という詩の一節です。

年齢は重ねていったとしても、感性を磨いている限り、心は年齢とともに若[illegible]いきます。反対に、「もう年だから」と自分の性を諦めたときから、老いは坂を転げ落ちるように加速して進んでいくのです。

6カ条 心を軽くする魔法の言葉「あるがまま」

「イヤな人間関係」が寿命を縮める

「先生はなぜ、いつもそんなにニコニコと穏やかでいられるのですか?」

講演会などにでかけると、よく尋ねられる質問です。

かつては「瞬間湯沸かし器」と自称するほど怒りっぽかった私ですから、そんなことをいってもらえると嬉しくなります。私が変われたのは「**あるがままに生きる**」ことを知ったからです。

実はこれが、長寿のためには非常に大切な生活習慣なのです。

私の人生観を大きく変えてくれたのは、インドネシアのカリマンタン島というジャングルのある大きな島での生活でした。

カリマンタン島とは、ブルネイ、マレーシアとも領土を分け合っている島で、ボルネオ島という呼び名でも知られています。

約40年間、私は夏が来ると毎年のようにカリマンタン島に通い続けています。日本という、人間関係の複雑な場所にいると、時間がのんびりと流れるカリマンタン島がたまらなく恋しくなるのです。

水道もない、電気も満足に供給されていない原始的な生活をしている地域ですが、私はここで多くのことを学びました。

たとえば、「ありがとう」のたった一言にも、インドネシア的な考え方がよく表れています。日本では「ありがとう」とは、「あなたに感謝します」という意味です。ところが、インドネシアの「テレマカシー（ありがとう）」は「もらって当然」という意味で、感謝するという意味は含まれません。

人に親切にしてあげたとき、日本では「ありがとう」といってもらえないと腹を立てる人ばかりですが、インドネシアでは「テレマカシー」といわれなかったと怒る人はいません。自分が余裕のあるときに、他人に施してあげるのは当たり前だという考え方で生きているからです。

インドネシア人の、こうした率直で飾らない生き方の中に身を置き、私は「自分流」に生きることの心地よさを知りました。なかでも**人生における最大の財産となったのは、「あるがままに生きる」という生き方を身につけたことです。**

腸から考える「心が軽くなる生き方」

この「あるがまま」の人生観を持ってから、私は生きることがとても楽になりました。相性の悪い人がいても、それ以上のつきあいはしません。お互いの「あるがまま」を尊重するには、相性の悪い相手とは、無理に仲良くしようとなどしなくてよいのです。

よく自己啓発の本などでは、「他人を変えることはできない。その努力をするくらいならば、自分を変えたほうが簡単だ」といいます。**しかし実際には、自分を変えることほどストレスのたまることはないのです。ストレスは、確実に寿命を縮めます。**嫌いな人のために、自分の寿命を縮めることほど、もったいないことはないでしょう。

仕事でも仲間内でも、私は相性の悪い人がいたら「この人にも、あるがままがあるんだな」と思って、そ〜っと遠ざかります。自分流をつらぬく態度のせいで、医学界ではたびたび浮いた存在になってきましたが、自分の「あるがまま」がわかっていると、それも気にならなくなるのです。

飲み会も同じです。

私もよくお酒の席に誘われます。大好きな人からのお誘いには喜んで行きますが、相性のあわない人からのお誘いには、見え透いたウソをついてでもお断りします。先日、とても苦手な方からお酒のお誘いを受けたので、すでに他界した母親に登場してもらいました。

「おふくろが危篤で、これから急いで帰郷しなければならないので、ごめんなさい」

といったら、

「先生、この前も同じことをいっていましたよ」

とあきれられてしまいました。でも、そうやって相手を傷つけないようにやんわりと断っていると、やがて誘われなくなります。しかし、それでよいのです。

「あるがまま」の生き方は健康の礎とも呼べる考え方なのです。

7カ条

健康とは「老いない腸」から始まる

老いのスピードには個人差がある

ご自身の顔を鏡で見てみましょう。
年齢より若く見えますか？
それとも、老けて見えるでしょうか。

50歳を過ぎたあたりから、老いのスピードは人によってかなり個人差が出てきます。
年齢を感じさせないほど若々しい人がいれば、どんどん年寄りくさくなっていく人もいます。

50歳を過ぎたら、実年齢と身体年齢は相対しなくなります。実年齢はただの記号となり、身体年齢が寿命を決めていくことになります。老け顔の人ほど、早死にしやすい――。これは、厳しいようですが、たしかな事実です。

南デンマーク大学のK・クリステンセン教授は、**「見た目が老けている人は、実際の寿命も短い」**という研究結果を発表しました。

まず、2001年に913ペア、1826人の70歳以上の双子の写真を撮り、それぞれ何歳に見えるかを41人の医療関係者にアンケートをしました。次に、2008年に追跡調査をした結果、双子の兄弟のうち、実年齢より老けて見えたほうが、早く死亡していることがわかったのです。

双子は、遺伝的要因はほぼ類似しています。しかし、高齢になると見た目には大きく差が開きます。この見た目を隔てるものが、「生活習慣」です。

クリステンセン教授は、**人の寿命は遺伝的要因で決まることはほとんどなく、その75%は生まれてから今日にいたる環境や生活様式が決定する**といっています。「両親が長生きだったから自分も長生きできる」「両親が短命だったから、自分も早死にしてしまうかもしれない」という心配をする必要はまったくなく、寿命の長さは自らのライフスタイルしだいというわけです。

人間は「腸」から老いていく

それでは、見た目の若々しさを築くには、どうすればよいのでしょう。

ここまでお読みくださった方々には、その秘訣はもうおわかりのことと思います。

週2回ステーキを食べて、細胞の若返りをはかり、性ホルモンの分泌をスムーズにすることです。同時に、食物繊維を豊富に含む野菜を食べて、腸内環境を整え、腸内細菌を増やしましょう。このとき、色や味、香りの濃い野菜を好んで選ぶようにしていれば、活性酸素の害を減らすことができます。

腸は「消化吸収」「免疫」「解毒」という3つの重要な働きがあります。腸がこの3つの働きをしっかりと行っていれば、人はいつまでも若々しくいられるのです。

ところが、**腸は最も早く老化の始まる臓器です。人は腸から老いていくのです。**

私たちにとって、「食べて出す」ことは生まれてから死ぬまで続けていく、最も大事な仕事です。1日も休むことなくこの大事な仕事を続けていってくれる腸だからこそ、老化のスピードも速まってしまうのでしょう。

ですから、腸が老化していくスピードをゆるやかにしてあげることが、健康寿命を延ばすためには、何よりも重要なのです。

外見の若い人は、若々しい腸をしています。反対に、老けて見える人は、腸が老化しています。

自らの顔をみれば、腸の状態がわかると思ってください。

実年齢は変えることができませんが、腸年齢は自分しだいでいくらでも変えられます。

今日からのあなたのライフスタイルがものをいうのです。

おわりに

薬喰《くすりぐひ》
隣の亭主
箸《はし》持参

これは江戸中期の俳人与謝蕪村《よさぶそん》の句です。

江戸時代、寒い冬に滋養をつけるため獣肉を食べることを、人々は**「薬喰」**といっていました。

遡《さかのぼ》ること7世紀、聖徳太子によって仏教が国家機能の一部として取り入れられて以降、「肉食禁止」「殺生禁断」の勅令がたびたび出されていたこともあり、日本人は肉食に対して強い禁忌意識を持つようになりました。

「けがれた食べ物」と扱われるようになったのです。そのため、表向きには肉食は行われていません。

しかし、完全に食されなくなったわけでもなかったのです。

鹿や猪などの獣肉や野鳥などの肉は食べることを禁じられていなかったため、権力者のみならず、庶民もこっそりとこれを食べていました。

その実態を表す言葉が「薬喰」です。

たびたび食肉を禁じる布令によって、堂々と口に入れることができないことから、肉を滋養・強壮のための薬だといって、こっそりと食べていたというわけです。

江戸時代、鹿肉は「紅葉」、猪肉は「牡丹」「山鯨」と呼ばれ、これらは「ももんじ屋」「けだもの屋」という専門店で売られていました。しかし、表立って「肉屋」を名乗ることはできず、これらは「薬屋」の扱いだったといいます。

つまり、**昔の日本人は、肉を表立って食べられなかったものの、その健康効果やおいしさは、十分に知っていたことになります。**肉を常食にできなかった時代、人々にとって肉は「薬」といってでも食べたい食品だったのです。

その思いを詠んだのが冒頭の蕪村の句です。

寒い冬に肉を鍋で煮て食べようとしていたところ、かぐわしい匂いをかぎつけた隣の亭主が、「ごちそうしてくれ」と箸を持ってきたといっているのです。

現代に生きる私たちは、幸いにも日常的に肉を食べられる環境にあります。これを、長寿に活かさないことほどもったいないことはないでしょう。健康長寿には、肉の力が必要なのです。

ただし、**肉食を「薬喰」として長寿に活かすには、食べ方と食べ合わせが重要です。**

そのことについては、本書にて詳しくお話ししました。

あなたの食習慣に「薬喰」を上手に組み込んでいただき、50歳以降をますます若々しく、輝かせていただけたならば、同じ「薬喰」を続けている身としてこんなに嬉しいことはありません。

肉は、長寿の源です。
肉は、寝たきりになるのを防いでくれます。
肉は、細胞を強化し、がんを防ぎます。
肉が、動脈硬化や心筋梗塞、脳卒中を引き起こしているのではありません。
肉は、性ホルモンの分泌をうながし、性的魅力をますます高めてくれます。
肉は、人間としての野生性を呼び覚ましてくれます。

肉は、これほどの効果を持つパワー食です。
肉のこうしたパワーを上手にとり入れることが、体も心も老いさせず、丈夫な体でいきいきと人生を謳歌する礎となるはずです。

「どんなものを食べているかいってみたまえ。
君がどんな人間であるかをいいあててみよう」

とは、フランスの美食家ブリア＝サヴァラン（1755〜1826年）の言葉です。

肉を「薬喰」している人は、生気に満ち、若々しく、おおらかで、男性として女性としての魅力を失わない人です。

ぜひ、肉のパワーをあなたの長寿人生に活かしていってください。

最後に、膨大な資料を整理し、まとめてくださった高田幸絵さんとフォレスト出版編集部に感謝申し上げます。みなさまの協力がなければ、本書は出版できませんでした。深く感謝する次第です。

藤田紘一郎

本書は、２０１４年2月にフォレスト出版より刊行された
『50歳からは肉を食べ始めなさい』を改題・加筆および再編集したものです。

【著者プロフィール】

藤田 紘一郎（ふじた・こういちろう）

1939年、中国東北部（旧・満州）生まれ。

東京医科歯科大学医学部を卒業し、東京大学大学院医学系研究科博士課程を修了。医学博士。金沢医科大学教授、長崎大学医学部教授、東京医科歯科大学大学院教授を経て、現在は同大学名誉教授。専門は、寄生虫学、熱帯医学、感染免疫学。

1983年に寄生虫体内のアレルゲン発見で、日本寄生虫学会賞（小泉賞）を受賞。2000年にヒトATLウイルス伝染経路などの研究で日本文化振興会社会文化功労賞、国際文化栄誉賞を受賞。1995年には著書『笑うカイチュウ』で講談社科学出版賞を受賞。

主な著書に『腸内革命』『決定版 正しい水の飲み方・選び方』（海竜社）、『こころの免疫学』（新潮選書）、『脳はバカ、腸はかしこい』（三五館）、『「腸にいいこと」だけをやりなさい！』（毎日新聞出版）、『アレルギーの9割は腸で治る！』『50歳からは炭水化物をやめなさい』（だいわ文庫）、『腸をダメにする習慣、鍛える習慣』（ワニブックスPLUS新書）などがある。

78歳を超えた現在もなお、肉を食べることを欠かさず、研究・執筆に精力的に邁進している。

人生100年時代の老いない食事

2018年 2月20日　　初版発行
2022年11月13日　　3刷発行

著　者　藤田紘一郎
発行者　太田　宏
発行所　フォレスト出版株式会社
〒162-0824 東京都新宿区揚場町 2-18　白宝ビル 7F
電話　03-5229-5750（営業）
　　　03-5229-5757（編集）
URL　http://www.forestpub.co.jp

印刷・製本　中央精版印刷株式会社

ISBN978-4-89451-976-3　Printed in Japan